Isabel Morelli

Hormonfrei VERHÜTEN

MIT NATÜRLICHER FAMILIENPLANUNG – NFP

KOMPLETTMEDIA

Bildnachweis:
© Brigitte Ott: S. 31, 35, 37, 40, 42, 47, 48, 49, 50, 51, 52, 53, 54, 56
© Heike Kmiotek: S. 23, 145
© KESSEL medintim GmbH: S. 32

Originalausgabe
1. Auflage 2019
Verlag Komplett-Media GmbH
2019, München/Grünwald
www.komplett-media.de
ISBN: 978-3-8312-0548-6

Hinweis: Das vorliegende Buch ist sorgfältig erarbeitet worden. Dennoch erfolgen alle Angaben ohne Gewähr. Weder Autor noch Verlag können für eventuelle Nachteile oder Schäden, die aus den im Buch gegebenen Hinweisen resultieren, eine Haftung übernehmen.

Lektorat: Redaktionsbüro Julia Feldbaum, Augsburg
Korrektorat: Redaktionsbüro Diana Napolitano, Augsburg
Umschlaggestaltung: Guter Punkt, München
Layout: Heike Kmiotek, MioMio Design und Brandingstudio, Düsseldorf
Satz: Daniel Förster, Belgern
Druck und Bindung: COULEURS Print & More, Köln
Printed in the EU

INHALTSVERZEICHNIS

Vorwort

Ich verhüte seit meinem einundzwanzigsten Lebensjahr natürlich. Ganz ohne Unfälle, den Einsatz der »Pille danach« oder ungewollte Schwangerschaften. Diese Methode war für mich nicht nur eine völlig neue Möglichkeit, hormonfrei und sicher zu verhüten, sondern auch der Beginn eines tiefen Verständnisses für meinen Körper und meinen Zyklus. Als ich 2009 mit der Natürlichen Familienplanung (NFP) nach Sensiplan® startete, hielt man mich noch für verrückt. Damals war NFP noch nicht so bekannt wie heute, und es gab auch noch keine Apps, Facebook-Gruppen oder Foren zu dem Thema. Ich habe die Methode also ganz altmodisch erlernt und verwende bis heute lieber Zyklusblatt und Stift statt App oder Zykluscomputer.

Seit ich 2015 den Blog Generation-Pille.com ins Leben gerufen habe, erreichen mich täglich Fragen zur natürlichen Verhütung. Denn trotz des einfachen Zugangs zu vielen Informationen, bleiben viele Fragen unbeantwortet. Ich glaube tatsächlich, dass ein Teil dieses Problems der Technologie zugeschrieben werden muss. Versteht mich nicht falsch, ich finde es ganz toll, dass es heute Apps und Zykluscomputer gibt, die die natürliche Verhütung vereinfachen sollen, doch leider führt das dazu, dass sich Frauen nicht mehr mit den Grundlagen beschäftigen und die Methode und Regeln nicht komplett durchdringen. Somit wird die Anwendung unsicher.

Mir liegt es sehr am Herzen, dass Mädchen und Frauen die Grundlagen erst verstehen und die Methode ohne die erhältlichen Hilfsmittel beherrschen und anwenden können, bevor sie sich dann für oder gegen eine App entscheiden! Back to the roots sozusagen.

Ich möchte gern einen Beitrag zum besseren Verständnis der Methode leisten und eine Brücke bauen zwischen »alt« und »neu«. Das ist mein Herzenwusch und die Intention, die hinter meinem Onlinekurs und diesem Buch steckt. Die folgenden Seiten sind als kleine Helfer für die Anwendung der Natürlichen Familienplanung nach Sensiplan® gedacht. Du findest hier alle anerkannten Regeln, vereinfacht erklärt und auf einen Blick. Außerdem eine Übersicht der wichtigsten Informationen zur Zervixschleim- und Muttermundbeobachtung, der richtigen Bestimmung und Rundung deiner Basaltemperatur sowie der sicheren Verhütung während der fruchtbaren Tage.

All diese Informationen ersetzen das korrekte Erlernen der Methode nicht!

Solltest du die Symptothermale Methode nach dem Sensiplan®-Regelwerk noch nicht erlernt haben, stehen dir folgende Optionen zur Verfügung:

Das Erlernen der Methode im Eigenstudium. Hierzu gibt es folgende Literatur:
Natürlich und sicher – Das Praxisbuch – Familienplanung mit Sensiplan® (Arbeitsgruppe NFP), Trias Verlag 2018.
Natürlich und sicher – Das Arbeitsheft (Arbeitsgruppe NFP), Trias Verlag 2015

Das Erlernen der Methode durch einen zertifizierten NFP-Berater. Eine Übersicht der Berater findest du hier: www.nfp-online.com.

Für alle, die keine Beratung in der unmittelbaren Umgebung finden und sich nach dem Lesen des offiziellen Regelwerks noch nicht wohlfühlen, habe ich einen Onlinekurs erstellt. Diesen findest du auf www.nfp-online-lernen.de.

Wusstest du …

dass jede Frau mit rund
400.000 unreifen Eizellen pro
Ovar zur Welt kommt?

Diese befinden sich die ersten
Jahre unseres Lebens in einem
Ruhezustand und beginnen erst
mit dem Eintritt der Pubertät,
zu reifen.

Welches Thermometer kann ich benutzen?

Prinzipiell gibt es zwei wichtige Dinge zu beachten. Es sollte auf jeden Fall ein Basalthermometer sein, also ein Thermometer mit zwei Stellen nach dem Komma. Herkömmliche Thermometer mit nur einer Stelle sind für diese Methode zu ungenau und entsprechen auch nicht dem Regelwerk.

Außerdem sollte das Gerät in der Lage sein, nach dem Signalton weiterzumessen. Um das Regelwerk korrekt anzuwenden, muss die Temperatur jeden Morgen für 3 Minuten gemessen werden. Die meisten Thermometer piepsen allerdings schon nach ca. 30 Sekunden. Das würde nicht ausreichen.

Ich habe in den letzten Jahren die verschiedensten Thermometer getestet und möchte gern meine persönliche Empfehlung weitergeben: die Thermometer der Firma Ovy®.

1. DAS »NORMALE« BASALTHERMOMETER VON OVY®

Im Gegenteil zu vielen anderen piepst es erst nach etwa 2 Minuten, misst aber anschließend weiter, sodass die vollen 3 Minuten erreicht werden können.

2. DAS BLUETOOTH-THERMOMETER VON OVY®

Eigentlich wurde dieses Thermometer entwickelt, um es mit der gleichnamigen App zu koppeln. Allerdings geht es auch ohne App, und das sogar sehr gut. Ich nutze es für die handschriftliche Aufzeichnung meiner Zyklen, denn dieses Thermometer hat für mich einige bestechende Vorteile. Angefangen von der schönen Beleuchtung über die 30 speicherbaren Messwerte und die Möglichkeit, den Signalton komplett abzuschalten oder lieber Vibration zu wählen, bis hin zu der Tatsache, dass man den Akku aufladen kann. Was dieses Thermometer aber zu meinem absoluten Favoriten macht, ist die Messdauer: Es misst exakt 3 Minuten, nicht mehr und nicht weniger. Ich liebe es.

NFP-Natürliche Familienplanung

Wenn du dieses Buch in der Hand hältst, wirst du dich wahrscheinlich schon ausgiebig mit der Thematik beschäftigt haben. Allerdings gibt es unheimlich viele kursierende Fehlinformationen, Mythen und einiges an Verwirrung. Angefangen bei den verschiedenen Methoden und Regelwerken bis hin zur Sicherheit und der Anwendung. Auch wenn dieses Buch nicht dazu gedacht ist, die Methode zu lehren, so möchte ich es mir doch nicht nehmen lassen, wenigstens die Grundlagen zu erklären und die gängigsten Mythen aus dem Weg zu räumen.

Beginnen wir mit der Definition. Auch wenn die meisten Menschen mit dem Kürzel NFP (Natürliche Familienplanung) eine bestimmte Methode oder sogar ein explizites Regelwerk meinen, ist die offizielle Definition eine andere. Natürliche Familienplanung ist nur ein anderer Begriff für natürliche Verhütung im Allgemeinen. Das bedeutet: Alle natürlichen Methoden können als NFP bezeichnet werden. Angefangen beim klassischen »Aufpassen«, auch Coitus interruptus genannt, über die Kalendermethode bis hin zur sicheren Symptothermalen Methode mit ihren verschiedenen Regelwerken …

Coitus interruptus

Das ist der Klassiker unter den Methoden, die früher oder später in einer Schwangerschaft enden. Hier findet der Samenerguss des Mannes außerhalb der Vagina statt. Das lässt sich natürlich nicht immer ganz so gut kontrollieren, geht oft daneben, und selbst wenn »aufgepasst« wurde, gibt es da noch den altbekannten »Lusttropfen«, der vor dem Samenerguss bereits austreten und durchaus für eine Schwangerschaft sorgen kann. Aber auch diese »Methode« zählt per Definition zur NFP.

Kalendermethode

Die Kalendermethode ist eine der unsichersten Methoden, auch bekannt unter dem Namen Knaus-Ogino-Methode. Benannt wurde sie nach den beiden Gynäkologen, die diese Technik 1933 entwickelt haben. Ausgehend von der Annahme, dass ein Zyklus im Schnitt ungefähr 28 Tage hat und ein Eisprung irgendwann in der Zyklusmitte stattfindet, werden einfach die Tage gezählt, und an den als fruchtbar angenommenen Tagen wird zusätzlich verhütet. Diese Methode trägt auch den schönen Namen »Vatikanisches Roulette«.

Hormonmessung

Zu verschiedenen Zeiten im Zyklus werden die für die Ovulation wichtigen Hormone im Urin gemessen. Diese unterliegen, wie auch unsere Körpertemperatur, während des Zyklus gewissen Veränderungen, die für oder gegen eine Ovulation sprechen können. Da Hormone aber sehr störanfällig sind, ist auch diese Methode nicht wirklich sicher.

Billings-Methode

Die Billings-Methode beruht ausschließlich auf der Beobachtung der Zervixschleimveränderung und ist damit eine »Einzelsymptommethode«. Auf diese Idee kam der Neurologe John Billings 1964. Er nutzte die sich im Zyklus verändernde Konsistenz des Zervixschleims sozusagen als »Fruchtbarkeitsbarometer«. Diese Entdeckung machen wir uns auch heute noch zunutze, allerdings nicht als alleinigen Parameter zur Bestimmung der Fruchtbarkeit.

Temperaturmethode

Auch hierbei handelt es sich um eine »Einzelsymptommethode«, die ca. 1927 von dem holländischen Gynäkologen Dr. van de Velde entwickelt wurde. Seine Entdeckung machte es uns erstmals möglich, anhand der Temperaturveränderungen im Zyklusverlauf festzustellen, wann der Eisprung abgeschlossen war.

Symptothermale Methode

Wie du wahrscheinlich jetzt schon bemerkt haben wirst, nutzen wir heute eine Kombination aus den beiden genannten Einzelsymptommethoden, um die maximale Sicherheit zu erreichen:

Temperaturmethode + Billingsmethode = Symptothermale Methode

So kann man die fruchtbaren Tage (Überlebensdauer der Spermien eingerechnet) auf einige wenige Tage pro Zyklus ermitteln. Um diesen Zeitraum möglichst genau bestimmen zu können, kombiniert man die Auswertung der wichtigsten Körperzeichen (»sympto-«), wie Zervixschleim oder auch die Muttermundbeschaffenheit, mit der Körpertemperatur (»-thermal«), daher auch der Name. Das Ziel dieser Methode ist also, das Zeitfenster der Fruchtbarkeit genau zu bestimmen, um während dieses Zeitraums zusätzlich zu verhüten oder auf die Penetration zu ver-

FRUCHTBARKEIT – EIZELLE – SPERMIEN
Ungefähr 12–16 Tage vor Eintreten der Menstruation erfolgt in einem Zyklus der Eisprung (Ovulation), bei dem die Eizelle in den Eileiter übergeht und für ca. 12–18 Stunden befruchtungsfähig ist. Bei vielen Frauen ist dieser Zeitpunkt etwa in der Mitte des Zyklus. Kommt es in dieser Zeit zu keiner Befruchtung, stirbt die Eizelle ab, und es kann zu keiner Schwangerschaft kommen. Spermien können in der Gebärmutter oder im Gebärmutterhals ungefähr 3–5 Tage überleben.

Das bedeutet: Eine Befruchtung kann nur 5 Tage vor und maximal 18 Stunden nach dem Eisprung stattfinden.

zichten. Vor und nach der fruchtbaren Zeit ist ein zusätzlicher Schutz nicht nötig.

Um mit der Symptothermalen Methode richtig zu verhüten, muss man natürlich genau wissen, wie man die fruchtbaren Tage seines Zyklus bestimmt. Hierzu müssen die Temperatur und die Symptome richtig ermittelt, gedeutet und ausgewertet werden. Damit das auch jedem gelingt, gibt es dazu bestimmte Regeln.

REGELWERKE

Mittlerweile gibt es weltweit die verschiedensten Regelwerke für den richtigen Umgang mit der Symptothermalen Methode. Allein in den Staaten gibt es unter anderem TCOYF (Taking Charge Of Your Fertility), FAM (Fertility Awareness Method) und NFP (Natural Family Planning) mit jeweils unterschiedlichen Anweisungen. Im deutschsprachigen Raum gibt es neben dem bekanntesten Regelwerk NFP nach Sensiplan® auch noch NER (Natürliche Empfängnisregelung) nach Rötzer® und NGK (Natürliche Geburtenkontrolle) nach Nofziger®.

Die Methodenregeln unterscheiden sich bei allen Formen der Symptothermalen Methode. Es gibt beispielsweise unterschiedliche Anweisungen zur Temperaturmessung (Messzeit und Messdauer) und Temperaturauswertung. Auch die Zyklusblätter und die Art der Eintragungen sind völlig verschieden. Sogar die Deutung und Einteilung des Zervixschleims in verschiedene Kategorien ist bei jedem Regelwerk anders. Diese Unterschiede gibt es nicht nur international, auch bei den beiden Platzhirschen nach Sensiplan® und Rötzer® unterscheiden sich die Regeln.

Ein weiterer Unterschied besteht in der wissenschaftlichen Betreuung, Überwachung und Studienlage der verschiedenen Regelwerke. Da ich großen Wert auf die wissenschaftliche Komponente lege, gerade was die Aussagekraft der Sicherheit einer Methode betrifft, bin ich ein großer Fan von NFP nach Sensiplan®. Meiner Meinung nach ist dieses Regelwerk die unangefochtene Nummer eins, was die Studienlage betrifft.

Dank der Gründung der »Sektion Natürliche Fertilität« bei der Deutschen Gesellschaft für Gynäkologische Endokrinologie und Fertilitätsmedizin, der Arbeitsgruppe NFP und den mitwirkenden Professoren, Ärzten und Universitäten wurden in den letzten 25 Jahren über 40.000 Zyklusaufzeichnungen gesammelt und im Studienzentrum analysiert. Außerdem besitzt kein anderes Regelwerk ein so gut aufgestelltes Netzwerk an ausgebildeten und zertifizierten Beratern wie Sensiplan®.

Für mich waren das – neben der unkomplizierten Anwendung – die Hauptgründe, mich für die Verhütung mit dieser Methode zu entscheiden.

Sicherheit

Die Sicherheit ist eigentlich das wichtigste Entscheidungskriterium bei der Auswahl einer geeigneten Verhütungsmethode. Leider ist es aber auch unheimlich schwer, sich in dem völlig verwirrenden Dschungel aus verschiedensten Angaben zurechtzufinden und wirklich aussagekräftige Informationen zu erhalten. Nicht nur, dass es keine einheitliche Maßeinheit für die Sicherheit von Verhütungsmitteln gibt – denn von Prozentangaben bis Pearl-Index ist alles dabei –, sondern es gibt auch noch zu jedem Verhütungsmittel verschiedene Angaben. Sucht man also beispielsweise nach der durchschnittlichen Sicherheit von Kondomen, dann ist von einem Pearl-Index von 4 bis 50 alles dabei. Was ist jetzt also richtig?

Eines vorab: Der so gern zitierte Pearl-Index ist nur eine Rechenmethode und sehr abhängig davon, mit welchen Daten diese Berechnung gefüttert wurde. Daher auch die vielen verschiedenen Pearl-Indexe zu ein und der gleichen Methode. Allerdings wird dieser Index schon seit vielen Jahren in der Wissenschaft überhaupt nicht mehr genutzt. Heute zählen nur noch Methoden- und Anwendersicherheit (auch Methoden- und Gebrauchsindex genannt).

Die Methodensicherheit ist ein Beleg für die maximal erreichbare Sicherheit einer Verhütungsmethode. Diese ist nur bei 100 Prozent korrekter Anwendung gegeben. Während der Anwendung dürfen also keinerlei Störfaktoren, Anwendungsfehler oder Ähnliches eintreten. Auch Krankheit, Medikamenteneinnahme etc. zählen dazu.

Die Anwendersicherheit bzw. der Gebrauchsindex hingegen erlaubt eine Aussage über die Sicherheit einer Verhütungsmethode bzw. eines Verhütungsmittels im Alltag. Im echten Leben werden wir nun mal krank, trinken einen über den Durst oder machen Anwendungsfehler. Das alles wird bei der Anwendersicherheit mit eingerechnet. So ergibt sich also die reale Sicherheit der jeweiligen Methode.

Schaut man sich beide im Verhältnis an, dann sieht man, wie hoch das maximale Sicherheitspotenzial einer Methode ist, wenn man sie zu 100 Prozent korrekt anwenden würde, und wie sicher sie im Schnitt im realen Alltag ist. Wie sicher sich eine Methode bei der individuellen Anwendung darstellt, liegt also in unserer eigenen Verantwortung.

WICHTIGER HINWEIS ZUR SICHERHEIT VON NFP
Auch wenn alle Methoden und Regelwerke gern über einen Kamm geschert werden, sollte klar sein, dass die außerordentlich gute Methoden- und Anwendersicherheit nur für die Anwendung des Regelwerks nach Sensiplan® gilt. Die Symptothermale Methode an sich hat keinen Sicherheitsindex!

Was vielen leider auch nicht bewusst ist: Diese Zahlen sind durch Studien entstanden, an denen ausschließlich Frauen teilnahmen, die eine NFP-Beratung erhalten hatten. Sprich: Das Selbststudium des Regelwerks und die Anwendung mithilfe des Standardwerks (Natürlich und sicher – Das Praxisbuch – Familienplanung mit Sensiplan®) in NFP-Foren wie auch die Verwendung von Apps oder Zykluscomputern wurde bisher nicht untersucht.

Ich möchte damit nicht sagen, dass es keine guten Apps gibt oder niemand in der Lage ist, ohne eine solche Beratung mit dieser Methode zu verhüten. Allerdings ist diese Art der Verhütung nur dann sicher, wenn alle Regeln und alle Aspekte der Anwendung richtig verstanden und erlernt wurden! Sich auf eine App zu verlassen, ohne das Regelwerk dahinter verstanden zu haben oder genau zu wissen, wie Zervixschleim und Temperatur bestimmt werden, halte ich für grob fahrlässig! Wir steigen auch nicht in ein Auto und fahren los, bevor wir nicht den Führerschein gemacht haben. Übung, Kompetenz und das Erlernen der Regeln gehören einfach dazu, egal bei welchem Verkehr.

Noch ein letzter wichtiger Hinweis: Wer in der fruchtbaren Phase auf Sex nicht verzichten möchte, der sollte zu zusätzlichen Verhütungsmitteln greifen. In dieser Zeit zählt nicht mehr die Sicherheit von Sensiplan®, sondern die der jeweiligen Barrieremethode (Kondom, Diaphragma).

Diese Zahlen geben an, wie viele von 100 Frauen trotz der Anwendung der jeweiligen Verhütungsmethode/-mittel ungewollt schwanger wurden.

METHODE	METHODENSICHERHEIT	ANWENDERSICHERHEIT
Pille	0,3–0,5	9,0
Kupferspirale	0,6	1,0
NFP Sensiplan®	0,4	1,8
Diaphragma	6	12
Kondom	2	18

Wusstest du …

dass ein Follikel beim Eisprung im Schnitt eine Größe von ca. 2,5 Zentimetern erreicht?

Tatsächlich findet nur ein Eisprung statt, wenn eine der Eizellen eine Mindestgröße von 1,8 Zentimetern erreicht hat.

Verhütung während der fruchtbaren Zeit

Natürliche Verhütung ist in meinen Augen eigentlich keine wirkliche »Verhütung«, sondern ein sehr zuverlässiges Tool, das uns Frauen ganz genau sagt, wann wir tatsächlich zu Verhütungsmitteln greifen müssen und wann nicht. Das bedeutet aber auch, dass wir in der fruchtbaren Zeit genau darauf achten müssen, wie wir eine Schwangerschaft vermeiden können! Wie bereits erwähnt, ist in dieser Zeit der unschlagbare Methoden- und Anwenderindex von NFP nach Sensiplan® hinfällig, und es zählt die Sicherheit der jeweiligen Barrieremethode.
Genau in dieser hochfruchtbaren Zeit passieren die meisten Pannen. Deshalb ist hier Vorsicht geboten!

Um auch in der fruchtbaren Zeit vor einer ungewollten Schwangerschaft geschützt zu sein, müssen die Verhütungsmittel gut gewählt und sicher angewendet werden. Dummerweise liegt genau hier schon das größte Problem: Barrieremethoden wie das Kondom oder das Diaphragma sind fehleranfällig. Nicht weil sie ein unsicheres Verhütungsmittel sind, sondern weil sie sehr oft falsch angewendet werden.
Tatsächlich verwenden bis zu 80 Prozent der Männer die falsche Kondomgröße und selbst die, die die richtige Größe kennen, wissen nicht alles über die korrekte Anwendung. Als Frau ist es deshalb wichtig, auch auf dieses Thema ein Auge zu werfen, um sicherzugehen, dass alles passt.

Das Kondom

Kondome gehören zu den wichtigsten Verhütungsmitteln, die uns zur Verfügung stehen. Bei richtiger Anwendung schützen sie uns nicht nur vor einer Schwangerschaft, sondern auch vor sexuell übertragbaren Krankheiten.

Kondome bestehen in der Regel aus einer hauchdünnen und reißfesten Latexhaut, die der Mann vor dem Sex über das steife Glied abrollt.

Mittlerweile gibt es sie in unendlich vielen Varianten: mit Noppen, in verschiedenen Farben, im Dunkeln leuchtend, in verschiedenen Geschmacksrichtungen und – was viel wichtiger ist – in verschiedenen Größen.

Leider greifen auch heute noch die meisten zur Einheitsgröße und liegen dabei oft falsch. Die richtige Größe des Kondoms ist neben der korrekten Anwendung der wichtigste Faktor im Hinblick auf die Sicherheit. Ein zu kleines, zu großes oder falsch abgerolltes Kondom ist nicht sicher. Es reißt, verrutscht oder rollt sich komplett ab.

Die Größenangaben auf Kondomverpackungen können allerdings sehr verwirrend sein. Abgesehen davon, dass es unendlich viele verschiedene Hersteller, Beschichtungen und Bezeichnungen gibt, fehlen einheitliche Größen.

Nicht mal die »Standardgröße« ist überall gleich. War früher das Standardmaß 52 Millimeter, gibt es heute auch Kondome, deren Standardgröße 53 oder 54 Millimeter betragen. Und was genau bedeutet eigentlich diese Millimeterangabe? Durchmesser? Umfang?

NOMINALE BREITE

Bei der nominalen Breite handelt es sich nicht etwa um die Angabe des Durchmessers, wie viele vermuten, sondern tatsächlich um die Breite des Kondoms, wenn man es flach hinlegt. Da man einen Penis aber schlecht flach hinlegen und messen kann, ist diese Größenangabe für viele Männer nicht wirklich hilfreich. Um trotzdem die richtige Kondomgröße zu bestimmen, gibt es eine hilfreiche Formel:

Penisumfang in Millimetern geteilt durch 2 = nominale Breite

(zumindest in etwa)

Um das Problem der Bestimmung der richtigen Größe zu lösen, gibt es gleich zwei Messtools. Beispielsweise gibt es eine Art Schieblehre zur Ermittlung der richtigen Größe, die es so gut wie in jeder Apotheke oder auch online sehr günstig zu erwerben gibt. Teilweise kann man sie sogar umsonst bekommen. Du kannst dir aber auch einfach selbst ein kleines Metermaß ausschneiden, das auch direkt in nominaler Breite misst. Auf S. 145 stellen wir dir ein solches Metermaß zum Ausschneiden zur Verfügung.

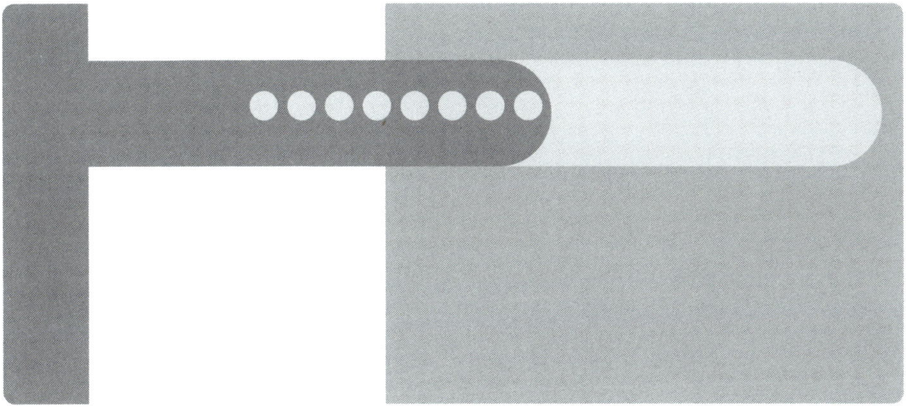

Veranschaulichung der Schieblehre zur Ermittlung der richtigen Größe.

Wusstest du …

dass Spermien mit einer
Geschwindigkeit von
17 Stundenkilometern
aus dem Penis katapultiert
werden?

Sind sie allerdings
erst mal in der
Gebärmutter angekommen,
bewegen sie sich nur
noch mit knapp
0,0002 Stundenkilometern
vorwärts, was in etwa
3–4 Millimetern pro Minute
entspricht.

Die richtige Größe und Verwendung von Kondomen

RISIKO NR. 1

Kondom zu eng Das Kondom ist zu eng, wenn Kraft aufgewendet muss, um das Kondom über die Eichel zu rollen. Wenn der Mann das Gefühl hat, seine Partnerin nicht richtig zu spüren, dann liegt das an einer eingeschränkten Durchblutung des Penis durch die falsche Kondomgröße.

RISIKO NR. 2

Kondom zu groß Ein zu großes Kondom liegt nicht gut an, rutscht beim Sex am Penis hin und her und bildet Falten. Es fühlt sich nicht sicher an, und eventuell geht es während des Sex sogar verloren. Doch auch, wenn das Kondom nicht abrutscht, kann durch die Bewegungen beim Sex bereits ausgetretener Samen auf der Innenseite des Latex entlanggleiten und im Bereich vom Schaft des Penis austreten.

RISIKO NR. 3

Ablaufdatum Verwechselt Kondome nicht mit Nahrungsmitteln! Das Verfallsdatum auf der Packung eines Kondoms ist ernst zu nehmen! Während man bei Lebensmitteln von einem »Mindesthaltbarkeitsdatum« spricht und man ruhig noch ein Auge zudrücken kann, sollte man bei Kondomen genau auf das Datum achten. Bei Kondomen ist es also eher ein »Ablaufdatum«!

RISIKO NR. 4

Beschädigte Kondome Kondome, die in Hosentaschen, Geldbörsen oder auch irgendwo im Handschuhfach lange rumgelegen haben, müssen vor der Verwendung dringend kontrolliert werden. War es während der »Lagerung« zu warm, zu kalt oder ist das Kondom vielleicht mit scharfen, kantigen Gegenständen in Berührung gekommen, kann es beschädigt sein! Auch dann ist es nicht mehr sicher!

RISIKO NR. 5

Die Verwendung von Öl Gleitmittel auf Ölbasis oder auch gängige Massageöle inklusive Babyöl oder Vaseline machen Latex porös! Die Folge: Die Kondome sind undicht oder reißen komplett.

RISIKO NR. 6

Falsches Abrollen Wird das Hütchen (Reservoir) beim Abrollen nicht an der Spitze zusammengedrückt und festgehalten, bis das gesamte Kondom vollständig abgerollt ist, kann Luft eingeschlossen werden. Dadurch sitzt das Kondom nicht richtig und kann leicht verrutschen – oder auch komplett abrutschen. Außerdem könnte es zu Reibungen kommen, die zu Rissen führen. Pannen sind also vorprogrammiert.

RISIKO NR. 7

Zwei Kondome übereinander Der Irrglaube, dass zwei Kondome noch besser verhüten als »nur« eins, hält sich leider immer noch sehr hartnäckig. Ganz getreu dem Motto »Doppelt gemoppelt hält besser!« gibt es mehr als genug Männer, die auf Nummer sicher gehen wollen und gleich zwei Präservative überziehen. Leider erreichen sie damit genau das Gegenteil! Zwei Kondome übereinander führen zu Reibung und schlussendlich dazu, dass sie schneller reißen.

Wusstest du ...

dass die Pille dem
Körper keine
Schwangerschaft vorspielt,
sondern ihn
dauerhaft in die zweite
Zyklushälfte versetzt?

Das Diaphragma

Das Diaphragma ist ein Mittel zur Empfängnisverhütung für die Frau, das ohne Hormone auskommt. Es gehört zu den Barrieremethoden und verhindert, dass Samenzellen und Eizelle aufeinandertreffen. Um das zu erreichen, bietet das Diaphragma zwei kombinierte Wirkmechanismen: Da es direkt vor dem Muttermund platziert wird, können Spermien diesen nur sehr schwer erreichen. Und falls doch ein paar starke Schwimmer zu nah an ihr Ziel kommen, folgt die zweite Hürde: ein spermienhemmendes Gel. Diese Kombination macht den Muttermund für Spermien unzugänglich.

Auf den ersten Blick sieht ein Diaphragma ein bisschen aus wie ein großes, nicht ausgerolltes Kondom. Es ist also eine kleine Silikonkuppel mit einem ebenfalls mit Silikon ummantelten Ring aus härterem Material wie Kunststoff oder Stahl. Das sorgt zum einen dafür, dass es die runde Form behält, und zum anderen, dass es nicht verrutscht.

WIE GENAU FUNKTIONIERT ES?
Das Diaphragma wird vor dem Geschlechtsverkehr eingeführt. Das passiert maximal 2 Stunden vorher oder direkt davor. Hierzu wird zuerst ein spermienhemmendes Gel (Spermiostatika) auf die Innenseite des Diaphragmas aufgetragen. Somit befindet sich der Muttermund in einer Art kleinen Badewanne aus Gel. Anschließend wird es eingeführt und platziert. Platziert bedeutet: Es muss den Muttermund umschließen, darf nicht wackeln oder drücken und sollte weder für die Frau noch für den Mann spürbar bzw. störend sein.

Befindet sich das Diaphragma an der richtigen Stelle, bildet die kleine Silikonkuppel an sich schon eine Barriere – eine schwer zu überwindende Mauer für die Spermien. Da es aber kein Vakuum bildet und den Muttermund nicht zu 100 Prozent komplett isoliert, ist der fast noch wichtigere Aspekt das spermienhemmende Gel bzw. die spermienabtötende Creme.

IN GEL SCHWIMMT ES SICH NICHT GUT ...
Sollte jetzt eine Samenzelle die erste Mauer doch überwunden haben, landet es im Gel. Dieses Gel macht den Spermien gleich doppelt das Leben schwer. Denn erstens lässt es sich in Gel, also in dickflüssiger Konsistenz, nicht gut schwimmen, und zweitens hat das Gel einen hohen Säureanteil, was Spermien überhaupt nicht mögen. Das hemmt ihre Beweglichkeit, und so kommen sie nicht mehr voran. Nach ein paar Stunden geben sie vor Erschöpfung einfach auf.

Nach dem Geschlechtsverkehr muss das Diaphragma noch mindestens 8 Stunden an Ort und Stelle bleiben, um sicherzugehen, dass auch wirklich keine Samenzelle noch genug Kraft hat, um zum Ziel zu gelangen. Nach den 8 Stunden besteht keine Gefahr mehr. Spätestens 24 Stunden nach dem Sex muss das Diaphragma entfernt werden.

Möchte man ein zweites oder drittes Mal Spaß haben, während das Diaphragma noch eingesetzt ist, muss entweder zusätzlich ein Kondom verwendet oder noch einmal Gel (mittels Applikator) tief in die Scheide gegeben werden. Auf keinen Fall – niemals! – darf man einfach das Diaphragma rausholen, abwaschen, Gel auftragen und wieder einführen. In dieser Zeit haben die Spermien nämlich jede Gelegenheit, um doch zum Muttermund zu gelangen. Also: Diaphragma drin lassen und zusätzliches Gel nachfüllen.

DIE RICHTIGE GRÖSSE

Bei Diaphragmen verhält es sich mit der Größe etwa so wie auch bei den Kondomen: Ist es zu groß oder zu klein, schützt es nicht sicher. Die falsche Größe verursacht eventuell, dass Samenzellen daran vorbeikommen und das Gel nicht an Ort und Stelle bleibt. Zudem kann ein zu großes Diaphragma auch unangenehm drücken.

Im besten Fall lässt man sich das Diaphragma von einem Gynäkologen oder einer Hebamme anpassen und den richtigen Sitz überprüfen. So besteht keine Gefahr, dass doch etwas schiefgeht.

Aktuell gibt es ein Diaphragma in einer Einheitsgröße, das Caya®-Diaphragma. Diese Größe passt ca. 87 Prozent aller Frauen. Für die anderen 13 Prozent gibt es das Singa®-Diaphragma in etlichen Größen. Angefangen bei 60 Millimetern gibt es das Singa® in 5-Millimetern-Schritten bis zu 90 Millimetern Durchmesser. Da sollte tatsächlich für jede Frau das passende Diaphragma dabei sein.

CAYA®-DIAPHRAGMA

- Einheitsgröße
- Anatomische Form (75 mm x 67 mm)
- Material: Silikon
- Kunststofffeder (Polymer) mit Griffnoppen am Rand
- Griffmulde zum besseren Entfernen
- Mindestens 2 Jahre haltbar

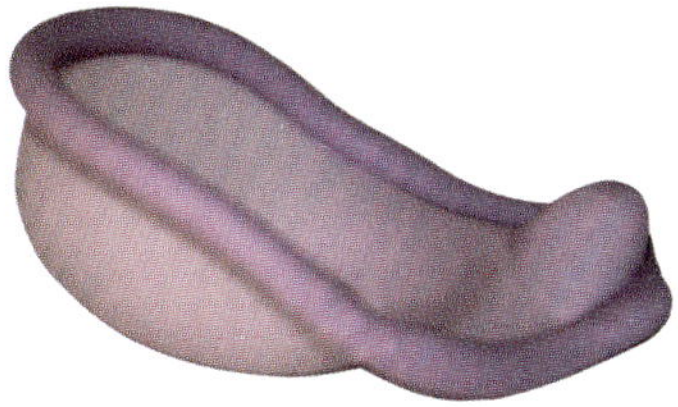

SINGA®-DIAPHRAGMA

- Erhältlich in Größen von 60–90 Millimeter Durchmesser
- Runde Form
- Material: Silikon
- Kunststofffeder-Ring (Polymer)
- Mindestens 2 Jahre haltbar
- Singa® erst ab Nov. 2019 erhältlich

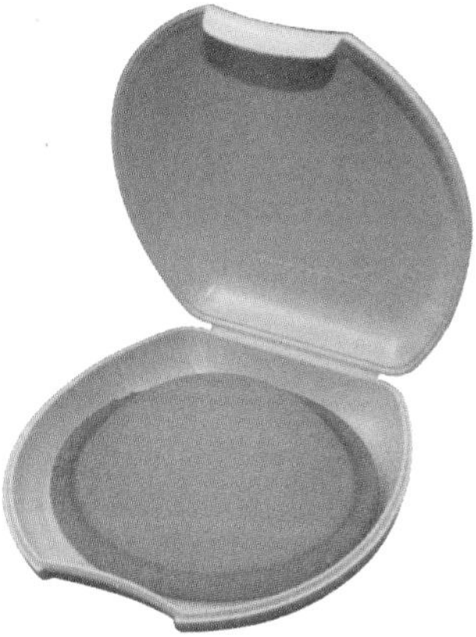

WO KANN ICH MICH BERATEN LASSEN?

Diese Frage lässt sich nicht so einfach beantworten. Leider werden kassenärztliche Gynäkologen für ausführliche Beratungen nicht bezahlt. Deshalb bieten es viele auch nicht an. Das gilt auch für das Anpassen. Am besten fragt man also beim Gynäkologen seines Vertrauens einfach mal nach. Sollte es in der Praxis nicht angeboten werden, kann man sich an Pro Familia oder ein Frauen- und Mädchen-Gesundheitszentrum wenden. Auch einige Hebammen sind auf dem Gebiet sehr fit und können helfen.

Wusstest du ...

dass in jedem Zyklus
pro Eierstock bis zu 12 Eizellen
(Follikel) reifen?

Doch nur eine davon wird
so groß und stark, dass es für
den Eisprung reicht.

It's all about the rules!

Bevor es gleich zu den Zyklusblättern und den Eintragungen geht, widmen wir uns noch mal kurz dem kleinen Einmaleins der natürlichen Verhütung und den Regeln. Ich persönlich gehöre zu den Menschen, die bei der kleinsten Unsicherheit gern noch mal kurz nachschlagen. Deshalb dienen die folgenden Informationen als Mini-Nachschlagewerk! Die Betonung liegt hier auf »nachschlagen«! Dieses Buch ist nicht zum Erlernen der Methode gedacht.

Basaltemperatur

Die Basaltemperatur – auch Aufwachtemperatur genannt – verändert sich im Laufe eines Zyklus. Verantwortlich dafür ist das Progesteron, das nach dem Eisprung gebildet wird und die Körpertemperatur erhöht. In der ersten Zyklushälfte befinden wir uns also in der Temperatur-Tieflage und in der zweiten Zyklushälfte nach dem Eisprung in der Hochlage. Da unsere

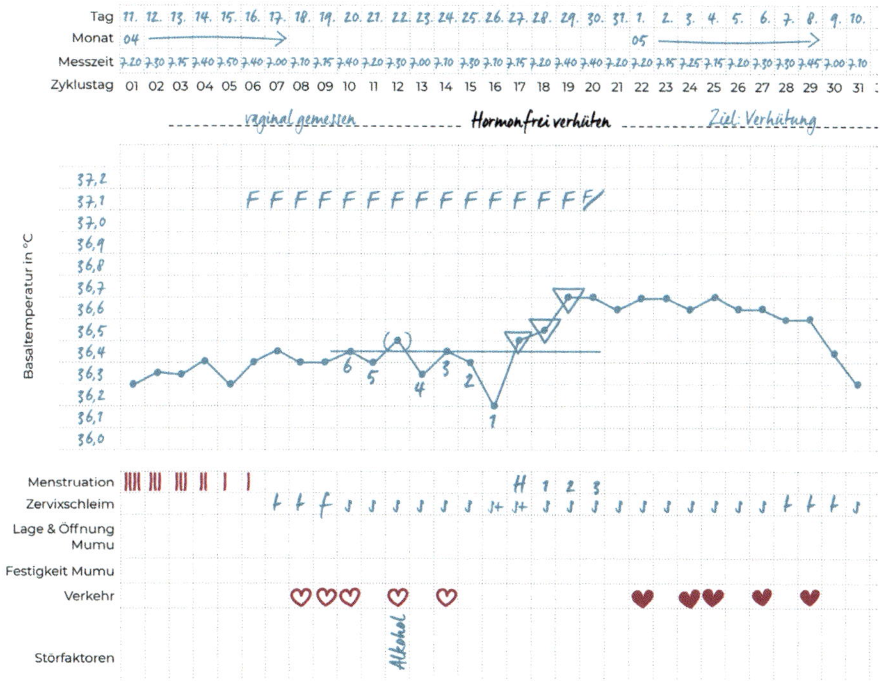

Körpertemperatur nicht den ganzen Tag gleich hoch ist, sondern im Verlauf des Tages immer weiter steigt, ist es wichtig, die Werte im Zyklus vergleichbar zu machen. Deshalb sollte die tägliche Temperaturmessung im besten Fall ungefähr zur gleichen Zeit erfolgen. Gemessen werden kann im Mund (oral), im After (anal) oder in der Scheide (vaginal).

HINWEISE ZUM RICHTIGEN MESSEN

- Basalthermometer mit zwei Stellen nach dem Komma verwenden!
- Messwerte richtig runden
- Nach dem Aufwachen, also vor dem Aufstehen, noch im Liegen messen
- 3 Minuten am Stück messen (sollte das Thermometer vorher piepsen, bitte ignorieren und weitermessen)
- Messort während eines laufenden Zyklus nicht wechseln
- Messort auf dem Zyklusblatt notieren
- Das Thermometer darf während der Messung nicht rausrutschen.

TEMPERATURWERTE RUNDEN

Um eine ruhige und gut auswertbare Temperaturkurve zu erhalten, rundet man die gemessenen Werte auf oder ab. Anhand folgender Beispiele siehst du, wie gerundet wird:

36,60 bleibt

36,61 wird zu 36,60

36,62 wird zu 36,60

36,63 wird zu 36,65

36,64 wird zu 36,65

36,65 bleibt

36,66 wird zu 36,65

36,67 wird zu 36,65

36,68 wird zu 36,70

36,69 wird zu 36,70

36,70 bleibt

REGELN ZUR BASALTEMPERATUR

Die 3-über-6-Regel

Die Temperaturauswertung kann abgeschlossen werden, sobald drei aufeinander folgende Messwerte höher sind als der höchste Wert der sechs Tage davor. Durch den höchsten der sechs Messungen wird eine Hilfslinie zur besseren Ansicht gezogen. Den ersten Wert, der über den anderen liegt, nennt man auch die erste höhere Messung (1. hM). Der dritte höhere Messwert muss mindestens 0,2 °C bzw. zwei Kästchen im Zyklusblatt höher sein.

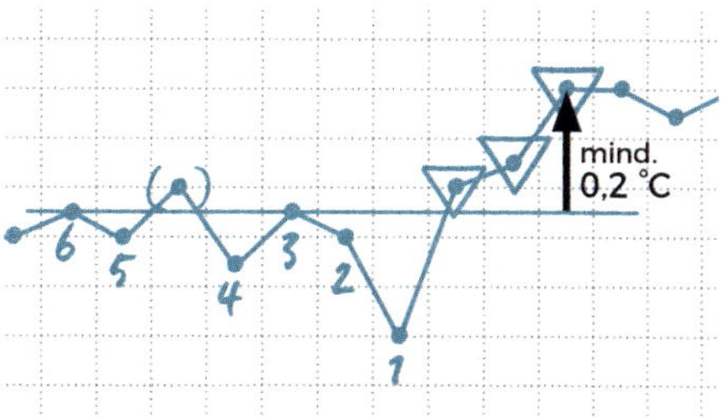

Ausnahmeregel 1

Ist der dritte der drei höheren Werte nicht 0,2 °C (oder zwei Kästchen) höher, wird ein weiterer Tag abgewartet. Liegt dieser vierte Wert über der Hilfslinie, sind alle Temperaturregeln erfüllt. Der vierte Wert muss nur über der Hilfslinie liegen, er muss also nicht mindestens 0,2 °C darüber sein.

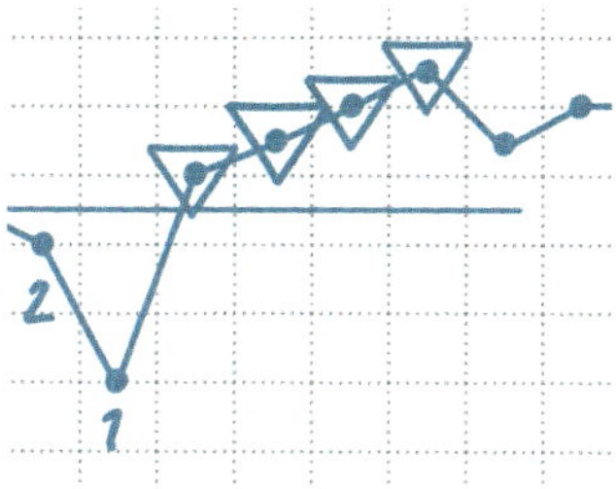

Ausnahmeregel 2

Fällt einer der drei höheren Messwerte auf oder unter die Hilfslinie, wird dieser nicht berücksichtigt. Stattdessen wird ein weiterer Tag abgewartet. Der dritte berücksichtigte Wert muss 0,2 °C (oder zwei Kästchen) über der Hilfslinie liegen.

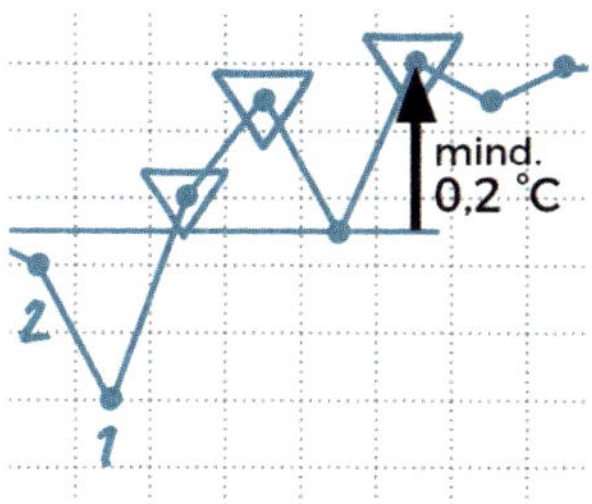

Die Ausnahmeregeln 1 und 2 dürfen nicht kombiniert werden!

POTENZIELLE STÖRFAKTOREN

Wenn ein Temperaturwert während der Tieflage deinen durchschnittlichen Temperaturbereich übersteigt, kann dieser ausgeklammert werden. Ein ausgeklammerter Wert wird nicht mit in die Auswertung der benötigten sechs niedrigen Messungen einbezogen, sondern ausgelassen.

Hinweise zum Ausklammern:

- Ausgeklammert wird nur, wenn ein Ereignis bzw. ein Störfaktor vorliegt.
  Steigt die Temperatur ohne nachvollziehbaren Grund, darf nicht ausgeklammert werden.
- Es werden nur zu hohe Temperaturwerte ausgeklammert, zu niedrige nicht.
- In der zweiten Zyklushälfte wird nicht mehr ausgeklammert.
- Auf Störfaktoren reagiert jede Frau anders. Finde in den ersten Übungszyklen heraus, auf welche Faktoren und Ereignisse deine Temperatur reagiert, und notiere es dir. Solltest du beispielsweise wiederholt nicht auf Alkoholkonsum reagieren, zählt dieser bei dir nicht als Störfaktor.

Als potenzielle Störfaktoren gelten:

- Ungewohnter Alkoholgenuss
- Stress
- Zeitverschiebung oder anderes Klima bei Reisen
- Umstellung von Sommer- auf Winterzeit und umgekehrt
- Veränderung der Messzeit
- Medikamente (evtl. auch neue Nahrungsergänzungmittel)
- Psychische Belastungen
- Aufregung
- Fehler bei der Messung (Batterie leer, Thermometer verrutscht)
- Feiern (spät abends/nachts)
- Essen am späten Abend oder in der Nacht
- Schlaf (zu kurz, zu lang, gestört, unruhig)
- Abweichungen von gewohnten Lebensumständen

Zervixschleim

Der Zervixschleim verändert sich im Laufe des Zyklus einer Frau. Je näher es in Richtung Eisprung geht, desto »besser« wird die Qualität des Schleims. Den Höhepunkt erreicht er während des Eisprungs und nimmt danach wieder an Qualität ab. Diese Qualität ist von Frau zu Frau sehr individuell. Bei einem Großteil der Frauen sehen diese Veränderungen in etwa so aus:

Direkt nach der Periode ist kein Schleim zu sehen oder zu spüren. Dann tritt er langsam in Erscheinung und ist dann meist weißlich, zäh, klebrig und klumpig. Je näher der Eisprung rückt, desto klarer, flüssiger oder spinnbarer wird der Zervixschleim. Nach dem Eisprung entwickelt er sich wieder zurück in die anfängliche Beschaffenheit und endet dann in der nächsten Menstruation.

Nicht bei jeder Frau verhält sich der Zervixschleim im Laufe des Zyklus exakt so. Einige haben vielleicht nie einen wirklich spinnbaren eiweißartigen Zustand. Es geht also immer um die individuell beste Qualität des Zervixschleims. Die Qualität stellen wir durch die Selbstbeobachtung (empfinden/fühlen/sehen) über den jeweiligen Tag hinweg fest. Hierbei gilt folgende Abstufung:

S+ (der beste) -> S -> f -> t -> Ø (der schlechteste/nichts).

KÜRZEL	WAHRNEHMUNG	KONSISTENZ
Ø (nichts)	Nichts empfunden/gefühlt	Kein Schleim sichtbar
t	Trockenes, juckendes, raues oder auch einfach unangenehmes Gefühl	Kein Schleim sichtbar
f	Feuchtes Gefühl/Empfinden	Kein Schleim sichtbar
S	Feuchtes Gefühl/Empfinden oder nichts gefühlt, aber sichtbarer Zervixschleim vorhanden	Weißlich, gelblich, dicklich, cremig, trüb, klumpig
S+	Glitschig, rutschig, ölig, schmierig oder sogar nass (auch ohne sichtbaren Schleim)	Eiweißartig, spinnbar, fadenziehend, flüssig, durchsichtig, klar, glitschig; evtl. ein kleines bisschen Blut zu sehen (Eisprungblutung)

Am Ende des Tages wird dann das zur Konsistenz passende Kürzel in das Zyklusblatt eingetragen. Der Tag mit der individuell besten Qualität wird als Höhepunkt (H) markiert. Gibt es also in einem Zyklus kein S oder S+, wäre die beste individuelle Schleimqualität dann f. Wie in der Tabelle auf S. 39 ersichtlich, wird am Ende des Tages das dann zur Konsistenz passende Kürzel in das Zyklusblatt eingetragen.

REGELN ZUM ZERVIXSCHLEIM

Höhepunkt + 3

Die Zervixschleimbeobachtung ist abgeschlossen, wenn auf einen Tag mit der besten Zervixschleimqualität (H) drei Tage mit schlechterer Qualität gefolgt sind.

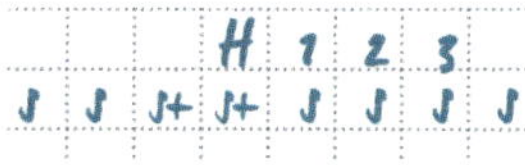

Ausnahmeregel 1

Sollte die beste Qualität innerhalb der drei Tage wieder auftauchen, ist das Abschließen der Zervixschleimauswertung nicht möglich, sondern muss erneut begonnen werden (siehe Höhepunkt + 3).

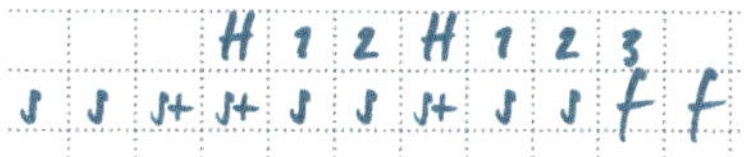

Ausnahmeregel 2

Wenn die Auswertung des Zervixschleims abgeschlossen wurde, bevor die Temperaturauswerung abgeschlossen werden konnte und erneut Zervixschleim in der Qualität des Höhepunktes auftaucht, muss mit der Zervixschleimauswertung erneut begonnen werden (siehe H+ 3).

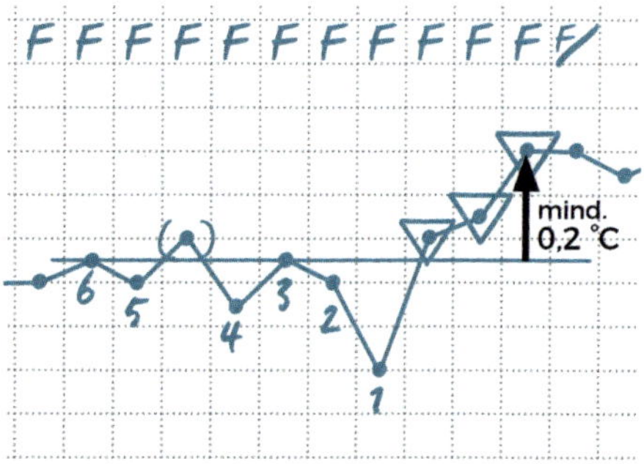

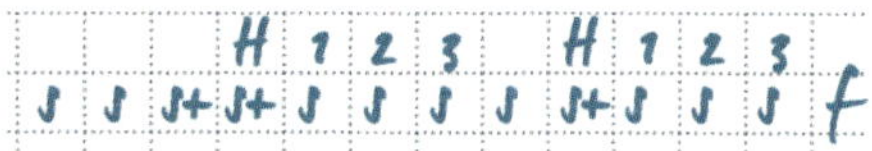

Als potenzielle Störfaktoren gelten:

- Nach dem Geschlechtsverkehr kann die Bestimmung des Schleims verwirren. Sowohl der Erregungsschleim als auch Sperma könnten mit dem Zervixschleim verwechselt werden. Hier ein Tipp: der Wassertest. Echter Zervixschleim löst sich in Wasser nicht auf und behält seine Konsistenz. Sperma und Schleim, der durch Erregung entstanden ist, verbinden sich mit dem Wasser.
- Nach hormoneller Verhütung kann es einige Zeit dauern, bis der Zervixschleim sich dem Zyklus entsprechend verändert.
- Während der Einnahme hormoneller Verhütung ist diese Auswertung nicht möglich. Auch nicht zum Testen der Methode.
- Medikamente, die den Schleim verflüssigen (z. B. Schleimlöser während Erkältung/Grippe) wie auch Medikamente, die den Schleim verdicken (z. B. Antihistaminika) können die Auswertung stören.
- Auch Infektionen (z. B. Scheidenpilz) können den Zervixschleim verändern.

Falls dauerhaft Medikamente eingenommen werden, die den Schleim verändern, oder sollte zu wenig bis gar kein Zervixschleim vorhanden sein, ist die Beobachtung des Muttermundes als zweiter Parameter eine mögliche Alternative.

Muttermund

Auch der Muttermund unterliegt zyklischen Veränderungen, die ganz leicht ertastet werden können. Wie auch der Zervixschleim reagiert der Muttermund auf den Östrogenanstieg in der ersten Zyklushälfte. Nach der Menstruation ist er sehr hart, geschlossen und ragt tief in die Scheide. Gerade dann ist er sehr gut zu ertasten. Rückt der Eisprung näher, wird der Muttermund weicher, steigt höher und öffnet sich leicht. Ist die Ovulation abgeschlossen, wird er wieder härter, schließt sich und geht in seine tiefe Lage zurück. Beobachtet und im Zyklusblatt festgehalten werden also Lage, Öffnung und Festigkeit (H = hart, W = weich).

HINWEISE ZUR SELBSTUNTERSUCHUNG

Du solltest zum Ertasten eine gute Position finden, die Finger in die Scheide einführen und dich auf die Suche machen. Der Muttermund lässt sich daran erkennen, dass er im Vergleich zu den eher rauen Scheidenwänden weich und glatt wirkt. Er ragt wie ein kleiner Zapfen in die Scheide hinein. Nachdem man die kleine kugelige Erhebung gefunden hat, lässt sich eine grübchenartige Öffnung ertasten. Das ist der Eingang in den Gebärmutterhals. Diese Öffnung gilt es zu beurteilen. Außerdem wird die Festigkeit erfühlt. Ist der Muttermund hart, fühlt es sich ungefähr an wie die Nasenspitze, ist er weich, gleicht er eher einem Ohrläppchen.

- Mit dem Ertasten direkt nach der Menstruation starten.
- Getastet wird einmal pro Tag in der gleichen Position (im Liegen, in der Hocke oder mit einem Fuß auf dem Badewannenrand).
- Immer mit dem gleichen Finger abtasten.
- Eine volle Blase oder ein voller Darm können das Ergebnis verfälschen.
- Vorher und nachher die Hände waschen!

EINTRAGUNGEN IM ZYKLUSBLATT

Öffnung: Punkt (geschlossen), teilweise geöffnet (Punkt mit kleiner Öffnung), komplett/weit geöffnet (Kreis)
Lage: Je nachdem, wie hoch oder tief der Muttermund liegt, wird der jeweilige Punkt/Kreis nach oben oder unten gezeichnet.
Festigkeit: Hart = H und weich = W

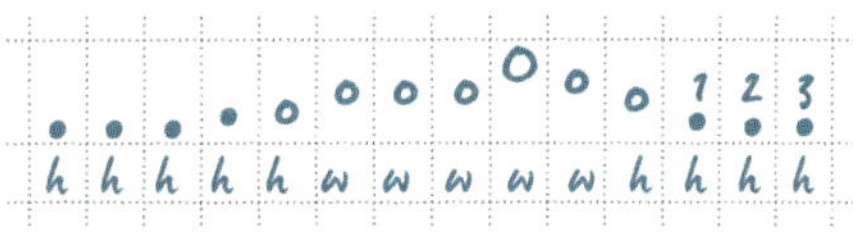

MUTTERMUND-REGEL

Um die Auswertung des Muttermundes abzuschließen, muss er drei Tage hintereinander geschlossen und hart sein.

Unfruchtbare Phase am Zyklusbeginn

Zur unfruchtbaren Zeit am Anfang des Zyklus gibt es sowohl die klassische Grundregel als auch eine Sonderregel für Frauen, die schon mehr als 12 Zyklen aufgezeichnet haben.

GRUNDREGEL

Die ersten 5 Tage des Zyklus gelten als unfruchtbar.

Außer ...

- du befindest dich im ersten Zyklus mit dieser Methode, dann ist von Tag 1 an von Fruchtbarkeit auszugehen.
- es gab im letzten Zyklus keine nach Regelwerk ausgewertete Hochlage.
- innerhalb der 5 Tage tritt schon Zervixschleim (S oder S+) oder das feuchte Gefühl (f) auf, ab dann ist sofort von einer Fruchtbarkeit auszugehen.
- in der Vergangenheit gab es eine erste höhere Messung (im folgenden 1. hM genannt) am oder vor dem 12. Tag des Zyklus, dann greift die Minus-8-Regel.

MINUS-8-REGEL

Diese Regel kann die unfruchtbare Phase zum Zyklusbeginn verkürzen oder verlängern. Um die unfruchtbare Zeit zu verlängern, müssen 12 Zyklen nach dem Regelwerk korrekt bestimmt worden sein. Verkürzt wird die unfruchtbare Phase aber sofort, falls einer der aufgezeichneten Zyklen eine 1. hM am oder vor dem 12. Zyklustag aufweist.

Ab 12 ausgewerteten Zyklen wird die früheste 1. hM der 12 Zyklen genommen. Von diesem Tag werden 8 abgezogen. Das Ergebnis ergibt die unfruchtbare Zeit für alle kommenden Zyklen. Sollte in einem der nächsten Zyklen die 1. hM an einem früheren Zeitpunkt stattfinden als bisher, zählt dieser als neue Berechnungsgrundlage für die Anwendung der Minus-8-Regel.

Beispiel:

Die früheste 1. hM der letzten 12 Zyklen ist an Tag 20 erfolgt: 20–8 = 12

Somit ist die unfruchtbare Zeit für die kommenden Zyklen auf 12 Tage festgelegt. Sie verlängert sich also von den 5 Tagen aus der Grundregel auf 12 Tage durch die Minus-8-Regel. Allerdings ist auch hier, wie bei der Grundregel, nur so lange von Unfruchtbarkeit auszugehen, bis das erste Mal f, S oder S+ auftritt.

Sollte – auch vor Beendigung von 12 vollständigen Zyklen – eine 1. hM am oder vor dem 12. Tag auftreten, gilt die Minus-8-Regel sofort und verkürzt die unfruchtbare Zeit zum Zyklusbeginn.

Beispiel:
Die früheste 1. hM im letzten Zyklus ist an Tag 11 erfolgt: 11–8 = 3

Somit ist die unfruchtbare Zeit für die kommenden Zyklen auf 3 Tage festgelegt. Sie verkürzt sich also von den 5 Tagen aus der Grundregel auf nur 3 Tage durch die Minus-8-Regel.

Unfruchtbare Phase nach dem Eisprung

Da wir mit dieser Methode auf die doppelte Kontrolle setzen, ist die unfruchtbare Phase nach erfolgtem Eisprung erst dann bestimmt, wenn zwei Körperzeichen (Temperatur + Muttermund oder Temperatur + Zervixschleim) unabhängig voneinander nach Regelwerk ausgewertet wurden.

Die unfruchtbare Zeit beginnt also entweder:

- am Abend des dritten Tages nach abgeschlossenem Zervixschleim (oder Muttermund)
- oder am Abend des dritten Tages der abgeschlossenen Temperaturauswertung.

Je nachdem, welche Auswertung später beendet ist, zählt die spätere! Erst wenn beide Auswertungen nach Regelwerk abschlossen sind, ist von Unfruchtbarkeit auszugehen!

Die Post-Pill-Regel

Diese Regel gilt nur für den ersten Post-Pill-Zyklus unmittelbar nach dem Absetzen der Antibabypille. Grundsätzlich gelten auch hier die bisher erklärten Regeln, allerdings mit zwei kleinen, aber feinen Anpassungen.

1. Sollte innerhalb einer Woche keine Abbruchblutung eingetreten sein, wird als erster Zyklustag rückwirkend der erste Tag ohne hormonelle Verhütung festgelegt.

Sollte die Pille vor Beendigung des vollständigen Blisters abgesetzt werden, ist vom ersten Tag ohne Pille sofort von Fruchtbarkeit auszugehen!

2. Bei der Temperaturauswertung wird in diesem ersten Zyklus nach der Pille noch ein vierter Wert über der Hilfslinie benötigt. Dieser muss nicht zwangsläufig 0,2 °C über den sechs niedrigeren Werten liegen, aber über der Hilfslinie bleiben. Aus der 3-über-6-Regel wird also in diesem einen Zyklus die 4-über-6-Regel.

Wusstest du …

dass sich der Zyklus einer Frau nach dem Mondzyklus richten kann?

Heute ist das aufgrund von künstlichem Licht und abgedunkeltem Schlafzimmer nicht mehr ganz so verbreitet. Aber schlafen wir mit offenem Rolladen oder Vorhängen und werden nicht von künstlichem Licht (TV, Nachtlicht) gestört, kann sich unser Zyklus nach den Mondphasen richten.

Einige Frauen bekommen zum Neumond ihre Periode, andere zum Vollmond.

Probiere es mal aus!

Anwendung der Zyklus-blätter

Nach dieser Flut an Informationen möchte ich noch einmal kurz das Wichtigste zu den Eintragungen auf den Zyklusblättern erklären.

Die Zyklus-Übersicht

Die erste Seite ist deine Zyklus-Übersicht. Diese ist wichtig, damit du auf einen Blick die Hauptinfos deiner Zyklen hast. Zu jedem Zyklus trägst du hier neben der Zyklus-Nummer den Messort ein, die früheste 1. hM der letzten Zyklen, nach eventueller Anwendung der Minus-8-Regel auch die sich dadurch ergebende Dauer der unfruchtbaren Zeit zum Zyklusbeginn und dein Ziel (Verhütung oder Kinderwunsch).

Zyklus-Übersicht

Zyklus-Nr.	Messort	Früheste 1.hM vorherige Zyklen	Minus-8-Regel	Unfruchtbare Phase Zyklusbeginn	1.hM aktueller Zyklus	Ziel
1	☒ oral ○ vaginal ○ anal	/	/	5	17	☒ Verhütung ○ KiWu
2	☒ oral ○ vaginal ○ anal	17	/	5	18	☒ Verhütung ○ KiWu
3	☒ oral ○ vaginal ○ anal	17	/	5	20	☒ Verhütung ○ KiWu
4	☒ oral ○ vaginal ○ anal	17	/	5	21	☒ Verhütung ○ KiWu
5	☒ oral ○ vaginal ○ anal	17	/	5	19	☒ Verhütung ○ KiWu
6	☒ oral ○ vaginal ○ anal	17	/	5	20	☒ Verhütung ○ KiWu
7	☒ oral ○ vaginal ○ anal	17	/	5	20	☒ Verhütung ○ KiWu
8	☒ oral ○ vaginal ○ anal	17	/	5	18	☒ Verhütung ○ KiWu
9	☒ oral ○ vaginal ○ anal	17	/	5	21	☒ Verhütung ○ KiWu
10	☒ oral ○ vaginal ○ anal	17	/	5	20	☒ Verhütung ○ KiWu
11	☒ oral ○ vaginal ○ anal	17	/	5	21	☒ Verhütung ○ KiWu
12	☒ oral ○ vaginal ○ anal	17	/	5	19	☒ Verhütung ○ KiWu

Das Zyklusblatt selbst

Das Zyklusblatt ist die Hauptseite deiner Eintragungen. Wie du feststellen wirst, musst du die Temperaturen links selbst eintragen. Das ist bewusst so gewählt, weil viele Frauen sehr niedrige Temperaturen haben. Deshalb kommen sie mit den klassischen Zyklusblättern nicht zurecht, denn hier beginnt die Temperatur oft erst bei 36,00 °C.

Hier ein Beispiel für ein komplett ausgefülltes Zyklusblatt:

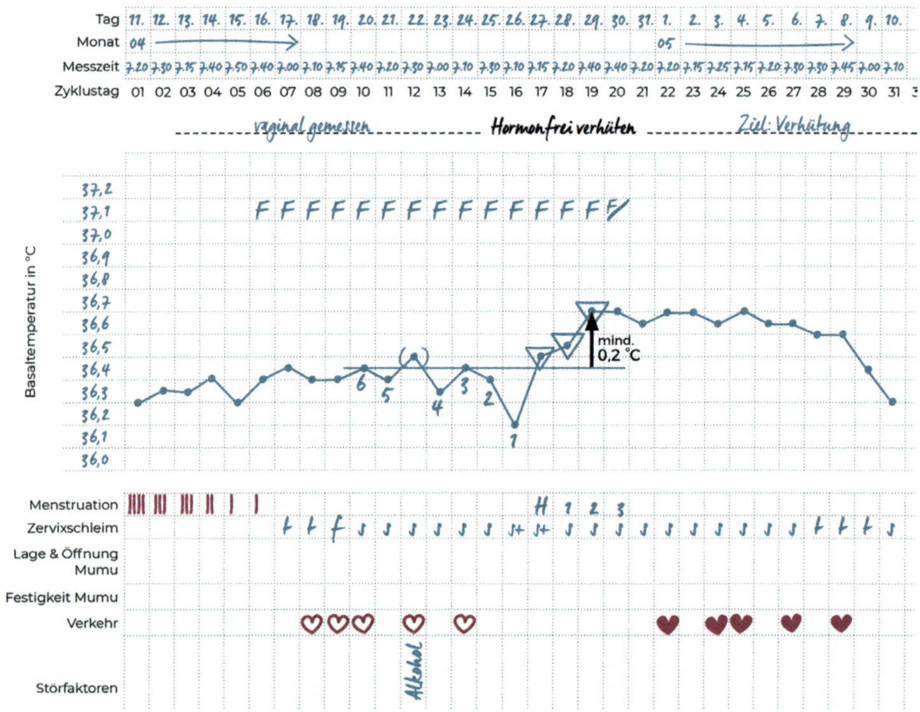

Im oberen Bereich des Zyklusblattes findest du die Eintragungsmöglichkeiten, die die Zeitangaben betreffen. Also den Tag, Monat und deine Messzeit, sowie den jeweiligen Zyklustag.

Tag	11.	12.	13.	14.	15.	16.	17.	18.	19.	20.	21.	22.	23.	24.	25.	26.
Monat	04 →															
Messzeit	7.20	7.30	7.15	7.40	7.50	7.40	7.00	7.10	7.15	7.40	7.20	7.30	7.00	7.10	7.30	7.10
Zyklustag	01	02	03	04	05	06	07	08	09	10	11	12	13	14	15	16

Tag	27.	28.	29.	30.	31.	1.	2.	3.	4.	5.	6.	7.	8.	9.	10.
Monat						05 →									
Messzeit	7.15	7.20	7.40	7.40	7.20	7.20	7.15	7.25	7.15	7.20	7.30	7.30	7.45	7.00	7.10
Zyklustag	17	18	19	20	21	22	23	24	25	26	27	28	29	30	31

In der Mitte findest du Platz für eigene Notizen, wie beispielsweise den Messort oder dein Zyklusziel.

vaginal gemessen ---------- **Hormonfrei verhüten** ---------- Ziel: Verhütung

Die klassische Temperaturkurve

TEMPERATUR EINTRAGEN

Die tägliche Basaltemperatur wird mit einem Punkt eingetragen. Die runden Werte (z. B. 36,00 oder 36,30 etc.) werden auf die jeweilige Linie gezeichnet. Die anderen Werte (z. B. 36,05 oder 36,35) in die Mitte der Kästchen. Anschließend werden die Punkte miteinander verbunden.

Die 1. hM und die zwei Werte danach werden nach Regelwerk mit kleinen Dreiecken gekennzeichnet.

Die Hilfslinie wird über den höchsten Wert der sechs niedrigeren gezogen! Ich persönlich nummeriere auch diese Werte sehr gern zusätzlich, um alles auf den ersten Blick sehen zu können, ohne noch mal zählen zu müssen.

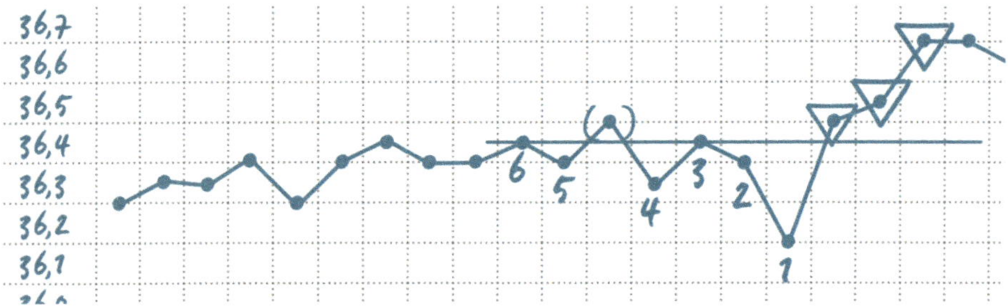

MENSTRUATION EINTRAGEN

Hier sind deiner Kreativität eigentlich keine Grenzen gesetzt. Ganz klassisch strichelt man die Felder je nach Stärke. Bei starker Blutung also viele Striche, die bei Nachlassen der Blutung weniger werden. Endet die Blutung in einer Schmierblutung (Spotting), verwendet man Pünktchen.

Menstruation 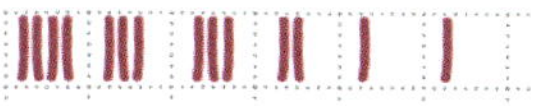

Du könntest jedoch auch die Felder rot ausmalen und immer weniger werden lassen oder einfach nur Kreuzchen machen.

Menstruation
Menstruation

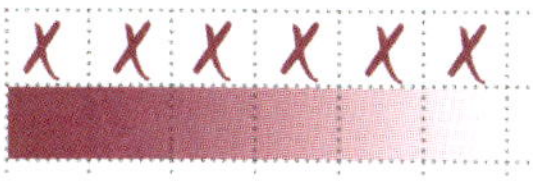

ZERVIXSCHLEIM EINTRAGEN

Da dieser Punkt sehr wichtig ist, bitte hier an die Kürzel des Regelwerks halten!

KÜRZEL	WAHRNEHMUNG	KONSISTENZ
∅ (nichts)	Nichts empfunden/gefühlt	Kein Schleim sichtbar
t	Trocken und/oder brennend, und/oder juckendes Gefühl	Kein Schleim sichtbar
f	Feuchtes Gefühl/Empfinden	Kein Schleim sichtbar
S	Feuchtes Gefühl/Empfinden oder nichts gefühlt, aber sichtbarer Zervixschleim vorhanden	Weißlich, gelblich, dicklich, cremig, trüb, klumpig
S+	Glitschig, rutschig, ölig, schmierig oder sogar nass (auch ohne sichtbaren Schleim)	eiweißartig, spinnbar, fadenziehend, flüssig, durchsichtig, klar, glitschig, evtl. ein kleines bisschen Blut zu sehen (Eisprungblutung)

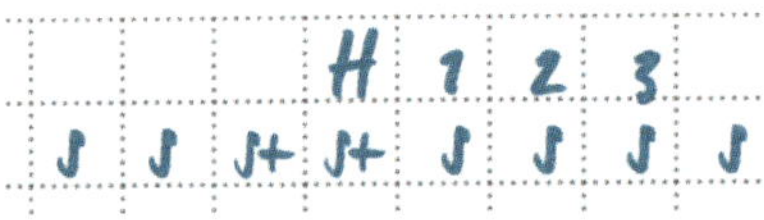

Den Schleimhöhepunkt markiert man laut Regelwerk mit einem H und nummeriert anschließend die nächsten Schleimeintragungen (123).

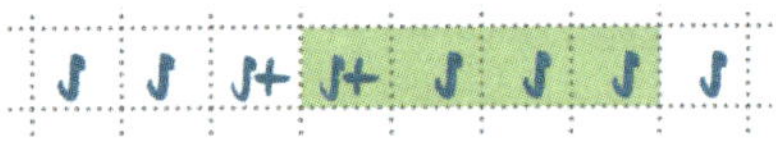

Ich persönlich markiere mir das lieber farbig!

MUTTERMUND EINTRAGEN

Sollte statt des Zervixschleims der Muttermund als zweites Körperzeichen verwendet werden, gilt auch hier: Bitte an die Vorgaben des Regelwerks halten!

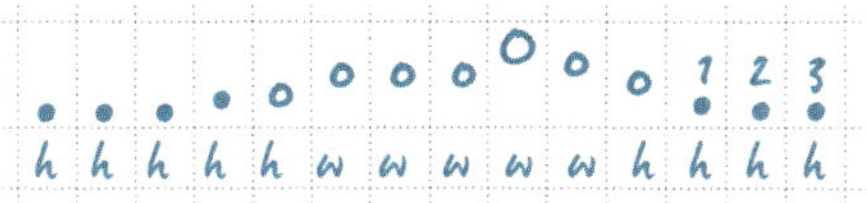

FRUCHTBARE ZEIT KENNZEICHNEN

Auch hier kann kreativ gearbeitet werden. Wichtig ist nur, dass du für dich eine klare Kennzeichnung findest. Du kannst den Start und das Ende deiner fruchtbaren Zeit mit dicken Linien kennzeichnen, sie farblich markieren oder dir ein großes F (fruchtbar) zum jeweiligen Zyklustag schreiben. Vielleicht fällt dir aber auch noch ein ganz anderer Weg ein, es für dich gut sichtbar, eindeutig und einleuchtend zu kennzeichnen.

Beispiel für Kennzeichnung durch Linien

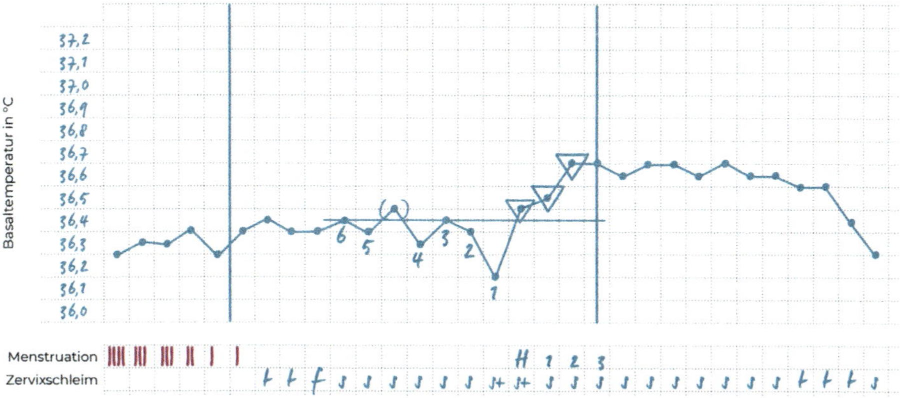

Beispiel für farbige Kennzeichnung

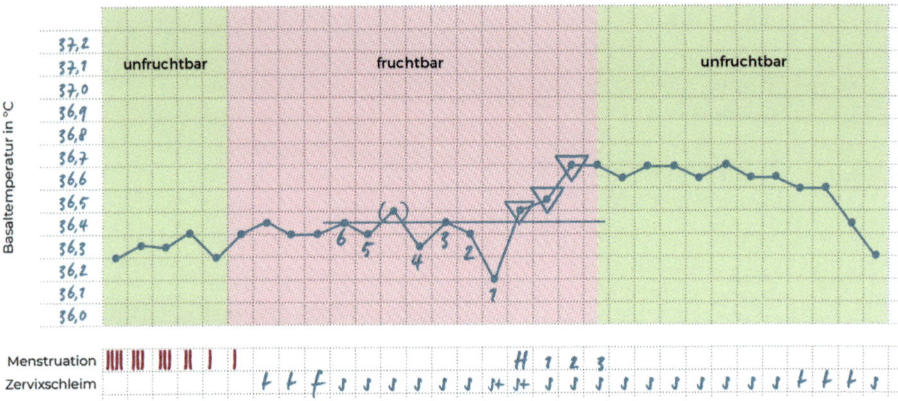

Beispiel für klassische Kennzeichnung mit „F“ (für fruchtbar)

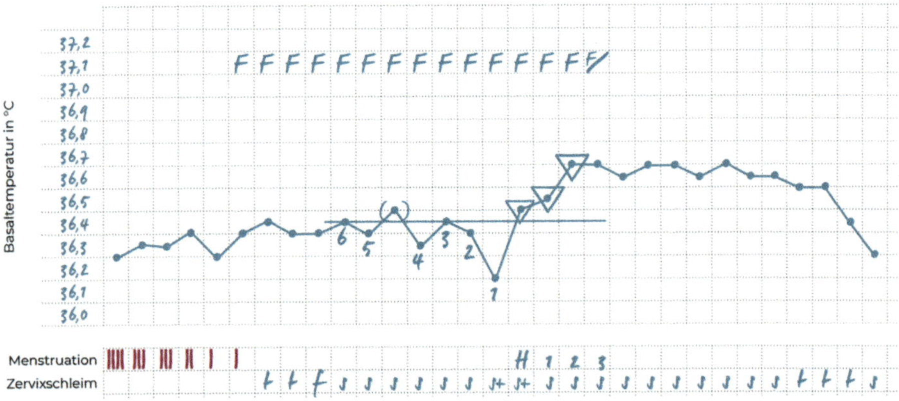

VERKEHR EINTRAGEN

Es ist wichtig, sowohl ein Symbol für geschützten als auch für ungeschützten Geschlechtsverkehr zu finden. Ich habe mir angewöhnt, ein Herzchen für ungeschützten und ein ausgemaltes Herzchen für geschützten Verkehr zu zeichnen. Theoretisch gesehen könnte es aber auch ein X für ungeschützten und ein / für geschützten Verkehr sein oder ein O und ein X. Ganz so, wie du magst.

Meine Agenda

Leg dir nur direkt zu Beginn eine feste Agenda mit deinen persönlichen Symbolen an.

EINTRAGUNG	MEIN SYMBOL/MEINE KENNZEICHNUNG

Track it till you crack it!

Die zweite Seite des Zyklusblattes ist für die Verhütung mit dieser Methode absolut irrelevant, sondern dient nur zur eigenen Dokumentation und Beobachtung deines Zyklus.

Mithilfe der Eintragungsmöglichkeiten zu jedem Zyklustag kannst du so gut wie alles tracken (englisch »track« für »verfolgen«), was du möchtest. Du kannst beispielsweise zyklusrelevante Symptome eintragen wie Schmierblutungen, Mittelschmerz, Brustspannen oder auch deine Stimmung während des Zyklus. Einige verwenden diesen Platz auch wie eine Art To-do-Liste für gesundheitliche Ziele wie z. B. die Erinnerung an die Einnahme von Nahrungsergänzungsmitteln, daran, Sport zu machen oder genug zu trinken.

Track it till you crack it...

Zyklustag	01	02	03	04	05	06	07	08	09	10	11	12	13	14	15	16	17	18	19	20	21	22	23	24	25	26	27	28	29	30	31
Brustspannen																							X	X	X						
Mittelschmerz												X	X		X	X	X														
Laune	☹	☹	☹	😐	☺	☺	☺	☺	☺	☺	☺	☺	☺	☺	☺	☺	😐	☺	☺	☺	☺	☺	☺	☺	☹	☺	☺	☺	☺	☺	☹
Magnesium	✓	✓	✓	✓	✓														✓	✓	✓	✓	✓	✓	✓	✓	✓	✓	✓	✓	✓
Zink	✓	✓	✓	✓	✓	✓		✓		✓		✓	✓	✓				✓	✓	✓	✓	✓	✓	✓							
B-Komplex	✓	✓	✓	✓	✓	✓	✓	✓	✓	✓	✓	✓	✓	✓	✓	✓	✓	✓	✓	✓	✓	✓	✓	✓		✓	✓	✓	✓	✓	✓
3 Liter Wasser	✓		✓			✓	✓	✓		✓	✓	✓	✓	✓	✓		✓			✓		✓	✓	✓	✓	✓	✓			✓	
Meditation	✓	✓	✓	✓	✓	✓	✓	✓	✓	✓	✓	✓	✓	✓	✓	✓	✓	✓	✓	✓	✓	✓	✓	✓	✓	✓	✓	✓	✓	✓	✓
Yoga	✓	✓	✓			✓				✓	✓			✓	✓	✓		✓	✓				✓	✓	✓	✓		✓		✓	✓

Wusstest du …

dass unser Leben praktisch schon im Bauch der Großmutter beginnt? Die Eizellen werden bereits im Fötus gebildet, während dieser im Bauch der Mutter lebt.

Deine persönlichen

Zykluseinträge

Deine persönliche

Zyklus-Nr.	Messort	Früheste 1. hM vorherige Zyklen	Minus-8-Regel
______	◯ oral ◯ vaginal ◯ anal	____________________	____________________
______	◯ oral ◯ vaginal ◯ anal	____________________	____________________
______	◯ oral ◯ vaginal ◯ anal	____________________	____________________
______	◯ oral ◯ vaginal ◯ anal	____________________	____________________
______	◯ oral ◯ vaginal ◯ anal	____________________	____________________
______	◯ oral ◯ vaginal ◯ anal	____________________	____________________
______	◯ oral ◯ vaginal ◯ anal	____________________	____________________
______	◯ oral ◯ vaginal ◯ anal	____________________	____________________
______	◯ oral ◯ vaginal ◯ anal	____________________	____________________
______	◯ oral ◯ vaginal ◯ anal	____________________	____________________
______	◯ oral ◯ vaginal ◯ anal	____________________	____________________
______	◯ oral ◯ vaginal ◯ anal	____________________	____________________

Zyklus-Übersicht

Unfruchtbare Phase Zyklusbeginn	1. hM aktueller Zyklus	Ziel
____________	____________	◯ Verhütung ◯ Kinderwunsch
____________	____________	◯ Verhütung ◯ Kinderwunsch
____________	____________	◯ Verhütung ◯ Kinderwunsch
____________	____________	◯ Verhütung ◯ Kinderwunsch
____________	____________	◯ Verhütung ◯ Kinderwunsch
____________	____________	◯ Verhütung ◯ Kinderwunsch
____________	____________	◯ Verhütung ◯ Kinderwunsch
____________	____________	◯ Verhütung ◯ Kinderwunsch
____________	____________	◯ Verhütung ◯ Kinderwunsch
____________	____________	◯ Verhütung ◯ Kinderwunsch
____________	____________	◯ Verhütung ◯ Kinderwunsch
____________	____________	◯ Verhütung ◯ Kinderwunsch

Deine persönliche

Zyklus-Nr.	Messort	Früheste 1. hM vorherige Zyklen	Minus-8-Regel
______	◯ oral ◯ vaginal ◯ anal	____________________	____________________
______	◯ oral ◯ vaginal ◯ anal	____________________	____________________
______	◯ oral ◯ vaginal ◯ anal	____________________	____________________
______	◯ oral ◯ vaginal ◯ anal	____________________	____________________
______	◯ oral ◯ vaginal ◯ anal	____________________	____________________
______	◯ oral ◯ vaginal ◯ anal	____________________	____________________
______	◯ oral ◯ vaginal ◯ anal	____________________	____________________
______	◯ oral ◯ vaginal ◯ anal	____________________	____________________
______	◯ oral ◯ vaginal ◯ anal	____________________	____________________
______	◯ oral ◯ vaginal ◯ anal	____________________	____________________
______	◯ oral ◯ vaginal ◯ anal	____________________	____________________
______	◯ oral ◯ vaginal ◯ anal	____________________	____________________

Zyklus-Übersicht

Unfruchtbare Phase Zyklusbeginn	1. hM aktueller Zyklus	Ziel
________	________	◯ Verhütung ◯ Kinderwunsch
________	________	◯ Verhütung ◯ Kinderwunsch
________	________	◯ Verhütung ◯ Kinderwunsch
________	________	◯ Verhütung ◯ Kinderwunsch
________	________	◯ Verhütung ◯ Kinderwunsch
________	________	◯ Verhütung ◯ Kinderwunsch
________	________	◯ Verhütung ◯ Kinderwunsch
________	________	◯ Verhütung ◯ Kinderwunsch
________	________	◯ Verhütung ◯ Kinderwunsch
________	________	◯ Verhütung ◯ Kinderwunsch
________	________	◯ Verhütung ◯ Kinderwunsch
________	________	◯ Verhütung ◯ Kinderwunsch

Zyklus-Nr.

Hormonfrei verhüten

Zyklustag	01	02	03	04	05	06	07	08	09	10	11	12	13	14	15	16	17	18	19	20	21	22	23	24	25	26	27	28	29	30	31	32	33	34	35	36	37	38	39	40
Tag																																								
Monat																																								
Messzeit																																								
Basaltemperatur in °C																																								
Menstruation																																								
Zervixschleim																																								
Lage & Öffnung Muttermund																																								
Festigkeit Muttermund																																								
Verkehr																																								
Störfaktoren																																								

Track it till you crack it…

Zyklustag	01	02	03	04	05	06	07	08	09	10	11	12	13	14	15	16	17	18	19	20	21	22	23	24	25	26	27	28	29	30	31	32	33	34	35	36	37	38	39	40

Zyklus-Nr.

Zyklustag	01	02	03	04	05	06	07	08	09	10	11	12	13	14	15	16	17	18	19	20	21	22	23	24	25	26	27	28	29	30	31	32	33	34	35	36	37	38	39	40
Tag																																								
Monat																																								
Messzeit																																								

Hormonfrei verhüten

Basaltemperatur in °C

Menstruation																																								
Zervixschleim																																								
Lage & Öffnung Muttermund																																								
Festigkeit Muttermund																																								
Verkehr																																								
Störfaktoren																																								

Track it till you crack it…

Zyklustag	01	02	03	04	05	06	07	08	09	10	11	12	13	14	15	16	17	18	19	20	21	22	23	24	25	26	27	28	29	30	31	32	33	34	35	36	37	38	39	40

Frauen können was auch immer

tun und lassen,
sie wollen.

MICHELLE OBAMA

Zyklus-Nr.

Zyklustag	01	02	03	04	05	06	07	08	09	10	11	12	13	14	15	16	17	18	19	20	21	22	23	24	25	26	27	28	29	30	31	32	33	34	35	36	37	38	39	40
Tag																																								
Monat																																								
Messzeit																																								

Hormonfrei verhüten

Basaltemperatur in °C

Menstruation																																								
Zervixschleim																																								
Lage & Öffnung Muttermund																																								
Festigkeit Muttermund																																								
Verkehr																																								
Störfaktoren																																								

Track it till you crack it...

Zyklustag	01	02	03	04	05	06	07	08	09	10	11	12	13	14	15	16	17	18	19	20	21	22	23	24	25	26	27	28	29	30	31	32	33	34	35	36	37	38	39	40

Zyklus-Nr.

Tag																																								
Monat																																								
Messzeit																																								
Zyklustag	01	02	03	04	05	06	07	08	09	10	11	12	13	14	15	16	17	18	19	20	21	22	23	24	25	26	27	28	29	30	31	32	33	34	35	36	37	38	39	40

Hormonfrei verhüten

Basaltemperatur in °C

Menstruation																																								
Zervixschleim																																								
Lage & Öffnung Muttermund																																								
Festigkeit Muttermund																																								
Verkehr																																								
Störfaktoren																																								

Track it till you crack it...

Zyklustag	01	02	03	04	05	06	07	08	09	10	11	12	13	14	15	16	17	18	19	20	21	22	23	24	25	26	27	28	29	30	31	32	33	34	35	36	37	38	39	40

Don't forget
with your

to fall in love
self first.

CARRIE BRADSHAW, SEX AND THE CITY

Zyklus-Nr.

Tag																																								
Monat																																								
Messzeit																																								
Zyklustag	01	02	03	04	05	06	07	08	09	10	11	12	13	14	15	16	17	18	19	20	21	22	23	24	25	26	27	28	29	30	31	32	33	34	35	36	37	38	39	40

Hormonfrei verhüten

Basaltemperatur in °C

Menstruation																																								
Zervixschleim																																								
Lage & Öffnung Muttermund																																								
Festigkeit Muttermund																																								
Verkehr																																								
Störfaktoren																																								

Track it till you crack it...

Zyklustag	01	02	03	04	05	06	07	08	09	10	11	12	13	14	15	16	17	18	19	20	21	22	23	24	25	26	27	28	29	30	31	32	33	34	35	36	37	38	39	40

Zyklus-Nr.

Zyklustag	01	02	03	04	05	06	07	08	09	10	11	12	13	14	15	16	17	18	19	20	21	22	23	24	25	26	27	28	29	30	31	32	33	34	35	36	37	38	39	40
Tag																																								
Monat																																								
Messzeit																																								

Hormonfrei verhüten

Basaltemperatur in °C																																								
Menstruation																																								
Zervixschleim																																								
Lage & Öffnung Muttermund																																								
Festigkeit Muttermund																																								
Verkehr																																								
Störfaktoren																																								

Track it till you crack it...

Zyklustag	01	02	03	04	05	06	07	08	09	10	11	12	13	14	15	16	17	18	19	20	21	22	23	24	25	26	27	28	29	30	31	32	33	34	35	36	37	38	39	40

I believe
girls are the

that happy
prettiest girls.

AUDREY HEPBURN

Zyklus-Nr.

Tag																																								
Monat																																								
Messzeit																																								
Zyklustag	01	02	03	04	05	06	07	08	09	10	11	12	13	14	15	16	17	18	19	20	21	22	23	24	25	26	27	28	29	30	31	32	33	34	35	36	37	38	39	40

Hormonfrei verhüten

Basaltemperatur in °C

Menstruation																																								
Zervixschleim																																								
Lage & Öffnung Muttermund																																								
Festigkeit Muttermund																																								
Verkehr																																								
Störfaktoren																																								

Track it till you crack it…

Zyklustag	01	02	03	04	05	06	07	08	09	10	11	12	13	14	15	16	17	18	19	20	21	22	23	24	25	26	27	28	29	30	31	32	33	34	35	36	37	38	39	40

An alle Mädchen,
wären hässlich,
Größe 32 haben:
schön! Es ist die
die häss

die glauben, sie
weil sie keine
Ihr seid wunder-
Gesellschaft,
lich ist.

MARILYN MONROE

Zyklus-Nr.

Hormonfrei verhüten

Zyklustag	01	02	03	04	05	06	07	08	09	10	11	12	13	14	15	16	17	18	19	20	21	22	23	24	25	26	27	28	29	30	31	32	33	34	35	36	37	38	39	40
Tag																																								
Monat																																								
Messzeit																																								
Basaltemperatur in °C																																								
Menstruation																																								
Zervixschleim																																								
Lage & Öffnung Muttermund																																								
Festigkeit Muttermund																																								
Verkehr																																								
Störfaktoren																																								

Track it till you crack it...

Zyklustag 01 02 03 04 05 06 07 08 09 10 11 12 13 14 15 16 17 18 19 20 21 22 23 24 25 26 27 28 29 30 31 32 33 34 35 36 37 38 39 40

Zyklus-Nr.

Zyklustag	01	02	03	04	05	06	07	08	09	10	11	12	13	14	15	16	17	18	19	20	21	22	23	24	25	26	27	28	29	30	31	32	33	34	35	36	37	38	39	40
Tag																																								
Monat																																								
Messzeit																																								

Hormonfrei verhüten

Basaltemperatur in °C

Menstruation																																								
Zervixschleim																																								
Lage & Öffnung Muttermund																																								
Festigkeit Muttermund																																								
Verkehr																																								
Störfaktoren																																								

Track it till you crack it…

Zyklustag	01	02	03	04	05	06	07	08	09	10	11	12	13	14	15	16	17	18	19	20	21	22	23	24	25	26	27	28	29	30	31	32	33	34	35	36	37	38	39	40

Weiblichkeit
und Freiheit.
sein, wer man
Figur oder

bedeutet Glück
Die Freiheit zu
ist – egal welche
Größe man hat.

KATE WINSLET

Zyklus-Nr.

Zyklustag	01	02	03	04	05	06	07	08	09	10	11	12	13	14	15	16	17	18	19	20	21	22	23	24	25	26	27	28	29	30	31	32	33	34	35	36	37	38	39	40
Tag																																								
Monat																																								
Messzeit																																								

Hormonfrei verhüten

Basaltemperatur in °C																																								

Menstruation																																								
Zervixschleim																																								
Lage & Öffnung Muttermund																																								
Festigkeit Muttermund																																								
Verkehr																																								
Störfaktoren																																								

Track it till you crack it...

Zyklustag	01	02	03	04	05	06	07	08	09	10	11	12	13	14	15	16	17	18	19	20	21	22	23	24	25	26	27	28	29	30	31	32	33	34	35	36	37	38	39	40

Zyklus-Nr.

	01	02	03	04	05	06	07	08	09	10	11	12	13	14	15	16	17	18	19	20	21	22	23	24	25	26	27	28	29	30	31	32	33	34	35	36	37	38	39	40
Tag																																								
Monat																																								
Messzeit																																								
Zyklustag	01	02	03	04	05	06	07	08	09	10	11	12	13	14	15	16	17	18	19	20	21	22	23	24	25	26	27	28	29	30	31	32	33	34	35	36	37	38	39	40

Hormonfrei verhüten

Basaltemperatur in °C

	01	02	03	04	05	06	07	08	09	10	11	12	13	14	15	16	17	18	19	20	21	22	23	24	25	26	27	28	29	30	31	32	33	34	35	36	37	38	39	40
Menstruation																																								
Zervixschleim																																								
Lage & Öffnung Muttermund																																								
Festigkeit Muttermund																																								
Verkehr																																								
Störfaktoren																																								

Track it till you crack it…

Zyklustag	01	02	03	04	05	06	07	08	09	10	11	12	13	14	15	16	17	18	19	20	21	22	23	24	25	26	27	28	29	30	31	32	33	34	35	36	37	38	39	40

Zyklus-Nr.

Zyklustag	01	02	03	04	05	06	07	08	09	10	11	12	13	14	15	16	17	18	19	20	21	22	23	24	25	26	27	28	29	30	31	32	33	34	35	36	37	38	39	40
Tag																																								
Monat																																								
Messzeit																																								

Hormonfrei verhüten

Basaltemperatur in °C

Menstruation																																								
Zervixschleim																																								
Lage & Öffnung Muttermund																																								
Festigkeit Muttermund																																								
Verkehr																																								
Störfaktoren																																								

Track it till you crack it…

Zyklustag	01	02	03	04	05	06	07	08	09	10	11	12	13	14	15	16	17	18	19	20	21	22	23	24	25	26	27	28	29	30	31	32	33	34	35	36	37	38	39	40

Wenn ein Mann
weicht er zurück.
nur zurück, um
nehmen

zurückweicht,
Eine Frau weicht
besser Anlauf
zu können.

ZSA ZSA GABOR

Zyklus-Nr.

Tag																																								
Monat																																								
Messzeit																																								
Zyklustag	01	02	03	04	05	06	07	08	09	10	11	12	13	14	15	16	17	18	19	20	21	22	23	24	25	26	27	28	29	30	31	32	33	34	35	36	37	38	39	40

Hormonfrei verhüten

Basaltemperatur in °C																																								

Menstruation																																								
Zervixschleim																																								
Lage & Öffnung Muttermund																																								
Festigkeit Muttermund																																								
Verkehr																																								
Störfaktoren																																								

Track it till you crack it...

Zyklustag 01 02 03 04 05 06 07 08 09 10 11 12 13 14 15 16 17 18 19 20 21 22 23 24 25 26 27 28 29 30 31 32 33 34 35 36 37 38 39 40

Es ist nie zu
spät, von vorn
nie zu spät,
zu

spät – nie zu
anzufangen,
um glücklich
sein!

JANE FONDA

Zyklus-Nr.

Zyklustag	01	02	03	04	05	06	07	08	09	10	11	12	13	14	15	16	17	18	19	20	21	22	23	24	25	26	27	28	29	30	31	32	33	34	35	36	37	38	39	40
Tag																																								
Monat																																								
Messzeit																																								

Hormonfrei verhüten

Basaltemperatur in °C

Menstruation																																								
Zervixschleim																																								
Lage & Öffnung Muttermund																																								
Festigkeit Muttermund																																								
Verkehr																																								
Störfaktoren																																								

Track it till you crack it…

Zyklustag	01	02	03	04	05	06	07	08	09	10	11	12	13	14	15	16	17	18	19	20	21	22	23	24	25	26	27	28	29	30	31	32	33	34	35	36	37	38	39	40

Zyklus-Nr.

Hormonfrei verhüten

Zyklustag	01	02	03	04	05	06	07	08	09	10	11	12	13	14	15	16	17	18	19	20	21	22	23	24	25	26	27	28	29	30	31	32	33	34	35	36	37	38	39	40
Tag																																								
Monat																																								
Messzeit																																								
Basaltemperatur in °C																																								
Menstruation																																								
Zervixschleim																																								
Lage & Öffnung Muttermund																																								
Festigkeit Muttermund																																								
Verkehr																																								
Störfaktoren																																								

Track it till you crack it...

Zyklustag 01 02 03 04 05 06 07 08 09 10 11 12 13 14 15 16 17 18 19 20 21 22 23 24 25 26 27 28 29 30 31 32 33 34 35 36 37 38 39 40

Der einzige
wirklich nicht
leben kann, ist

Mann, der
ohne Frauen
der Frauenarzt.

ARTHUR SCHOPENHAUER

Zyklus-Nr.

Tag																																								
Monat																																								
Messzeit																																								
Zyklustag	01	02	03	04	05	06	07	08	09	10	11	12	13	14	15	16	17	18	19	20	21	22	23	24	25	26	27	28	29	30	31	32	33	34	35	36	37	38	39	40

Hormonfrei verhüten

Basaltemperatur in °C

Menstruation																																								
Zervixschleim																																								
Lage & Öffnung Muttermund																																								
Festigkeit Muttermund																																								
Verkehr																																								
Störfaktoren																																								

Track it till you crack it...

Zyklustag	01	02	03	04	05	06	07	08	09	10	11	12	13	14	15	16	17	18	19	20	21	22	23	24	25	26	27	28	29	30	31	32	33	34	35	36	37	38	39	40

Zyklus-Nr.

Zyklustag	01	02	03	04	05	06	07	08	09	10	11	12	13	14	15	16	17	18	19	20	21	22	23	24	25	26	27	28	29	30	31	32	33	34	35	36	37	38	39	40
Tag																																								
Monat																																								
Messzeit																																								

Hormonfrei verhüten

Basaltemperatur in °C

Menstruation																																								
Zervixschleim																																								
Lage & Öffnung Muttermund																																								
Festigkeit Muttermund																																								
Verkehr																																								
Störfaktoren																																								

Track it till you crack it...

Zyklustag	01	02	03	04	05	06	07	08	09	10	11	12	13	14	15	16	17	18	19	20	21	22	23	24	25	26	27	28	29	30	31	32	33	34	35	36	37	38	39	40

Finde heraus, wer
sei diese Person.
warum deine Seele
Finde die Wahr
dann wird sich

du bist, und dann
Das ist der Grund,
auf der Welt ist.
heit und lebe sie –
alles andere regeln.

ELLEN DEGENERES

Zyklus-Nr.

Zyklustag	01	02	03	04	05	06	07	08	09	10	11	12	13	14	15	16	17	18	19	20	21	22	23	24	25	26	27	28	29	30	31	32	33	34	35	36	37	38	39	40
Tag																																								
Monat																																								
Messzeit																																								

Hormonfrei verhüten

Basaltemperatur in °C																																								
Menstruation																																								
Zervixschleim																																								
Lage & Öffnung Muttermund																																								
Festigkeit Muttermund																																								
Verkehr																																								
Störfaktoren																																								

Track it till you crack it...

Zyklustag 01 02 03 04 05 06 07 08 09 10 11 12 13 14 15 16 17 18 19 20 21 22 23 24 25 26 27 28 29 30 31 32 33 34 35 36 37 38 39 40

Zyklus-Nr.

Zyklustag	01	02	03	04	05	06	07	08	09	10	11	12	13	14	15	16	17	18	19	20	21	22	23	24	25	26	27	28	29	30	31	32	33	34	35	36	37	38	39	40
Tag																																								
Monat																																								
Messzeit																																								

Hormonfrei verhüten

Basaltemperatur in °C

Menstruation																																								
Zervixschleim																																								
Lage & Öffnung Muttermund																																								
Festigkeit Muttermund																																								
Verkehr																																								
Störfaktoren																																								

Track it till you crack it...

Zyklustag	01	02	03	04	05	06	07	08	09	10	11	12	13	14	15	16	17	18	19	20	21	22	23	24	25	26	27	28	29	30	31	32	33	34	35	36	37	38	39	40

Zyklus-Nr.

Tag																																								
Monat																																								
Messzeit																																								
Zyklustag	01	02	03	04	05	06	07	08	09	10	11	12	13	14	15	16	17	18	19	20	21	22	23	24	25	26	27	28	29	30	31	32	33	34	35	36	37	38	39	40

Hormonfrei verhüten

Basaltemperatur in °C

Menstruation																																								
Zervixschleim																																								
Lage & Öffnung Muttermund																																								
Festigkeit Muttermund																																								
Verkehr																																								
Störfaktoren																																								

Track it till you crack it...

Zyklustag 01 02 03 04 05 06 07 08 09 10 11 12 13 14 15 16 17 18 19 20 21 22 23 24 25 26 27 28 29 30 31 32 33 34 35 36 37 38 39 40

Die Weiblichkeit ist
Wasser. Wasser ist
und weich. Wasser
stärkste geballte
aufhalten kann.
also eine Wandlungs
zarter Schneeflocke

wie ein Spiel mit dem
angenehm, zart
ist gleichzeitig auch
Kraft, die keiner
Weiblichkeit ist
künstlerin zwischen
und Tsunami.

BRANKA TERNEGG

Zyklus-Nr.

Zyklustag	01	02	03	04	05	06	07	08	09	10	11	12	13	14	15	16	17	18	19	20	21	22	23	24	25	26	27	28	29	30	31	32	33	34	35	36	37	38	39	40
Tag																																								
Monat																																								
Messzeit																																								

Hormonfrei verhüten

Basaltemperatur in °C

Menstruation																																								
Zervixschleim																																								
Lage & Öffnung Muttermund																																								
Festigkeit Muttermund																																								
Verkehr																																								
Störfaktoren																																								

Track it till you crack it...

Zyklustag 01 02 03 04 05 06 07 08 09 10 11 12 13 14 15 16 17 18 19 20 21 22 23 24 25 26 27 28 29 30 31 32 33 34 35 36 37 38 39 40

Es ist nicht

man muss es
Es ist nicht

man muss

genug zu wissen,
auch anwenden.
genug zu wollen,
auch tun.

JOHANN WOLFGANG VON GOETHE

Zyklus-Nr.

Tag																																								
Monat																																								
Messzeit																																								
Zyklustag	01	02	03	04	05	06	07	08	09	10	11	12	13	14	15	16	17	18	19	20	21	22	23	24	25	26	27	28	29	30	31	32	33	34	35	36	37	38	39	40

Hormonfrei verhüten

Basaltemperatur in °C

Menstruation																																								
Zervixschleim																																								
Lage & Öffnung Muttermund																																								
Festigkeit Muttermund																																								
Verkehr																																								
Störfaktoren																																								

Track it till you crack it...

Zyklustag	01	02	03	04	05	06	07	08	09	10	11	12	13	14	15	16	17	18	19	20	21	22	23	24	25	26	27	28	29	30	31	32	33	34	35	36	37	38	39	40

Zyklus-Nr.

Tag																																								
Monat																																								
Messzeit																																								
Zyklustag	01	02	03	04	05	06	07	08	09	10	11	12	13	14	15	16	17	18	19	20	21	22	23	24	25	26	27	28	29	30	31	32	33	34	35	36	37	38	39	40

Hormonfrei verhüten

Basaltemperatur in °C

Menstruation																																								
Zervixschleim																																								
Lage & Öffnung Muttermund																																								
Festigkeit Muttermund																																								
Verkehr																																								
Störfaktoren																																								

Track it till you crack it...

Zyklustag	01	02	03	04	05	06	07	08	09	10	11	12	13	14	15	16	17	18	19	20	21	22	23	24	25	26	27	28	29	30	31	32	33	34	35	36	37	38	39	40

Zyklus-Nr.

Zyklustag	01	02	03	04	05	06	07	08	09	10	11	12	13	14	15	16	17	18	19	20	21	22	23	24	25	26	27	28	29	30	31	32	33	34	35	36	37	38	39	40
Tag																																								
Monat																																								
Messzeit																																								

Hormonfrei verhüten

Basaltemperatur in °C																																								

Menstruation																																								
Zervixschleim																																								
Lage & Öffnung Muttermund																																								
Festigkeit Muttermund																																								
Verkehr																																								
Störfaktoren																																								

Track it till you crack it...

Zyklustag	01	02	03	04	05	06	07	08	09	10	11	12	13	14	15	16	17	18	19	20	21	22	23	24	25	26	27	28	29	30	31	32	33	34	35	36	37	38	39	40

Die wirksamste natürliche Heilkraft, eines jeden

Medizin ist die
die im Inneren
von uns liegt.

HIPPOKRATES

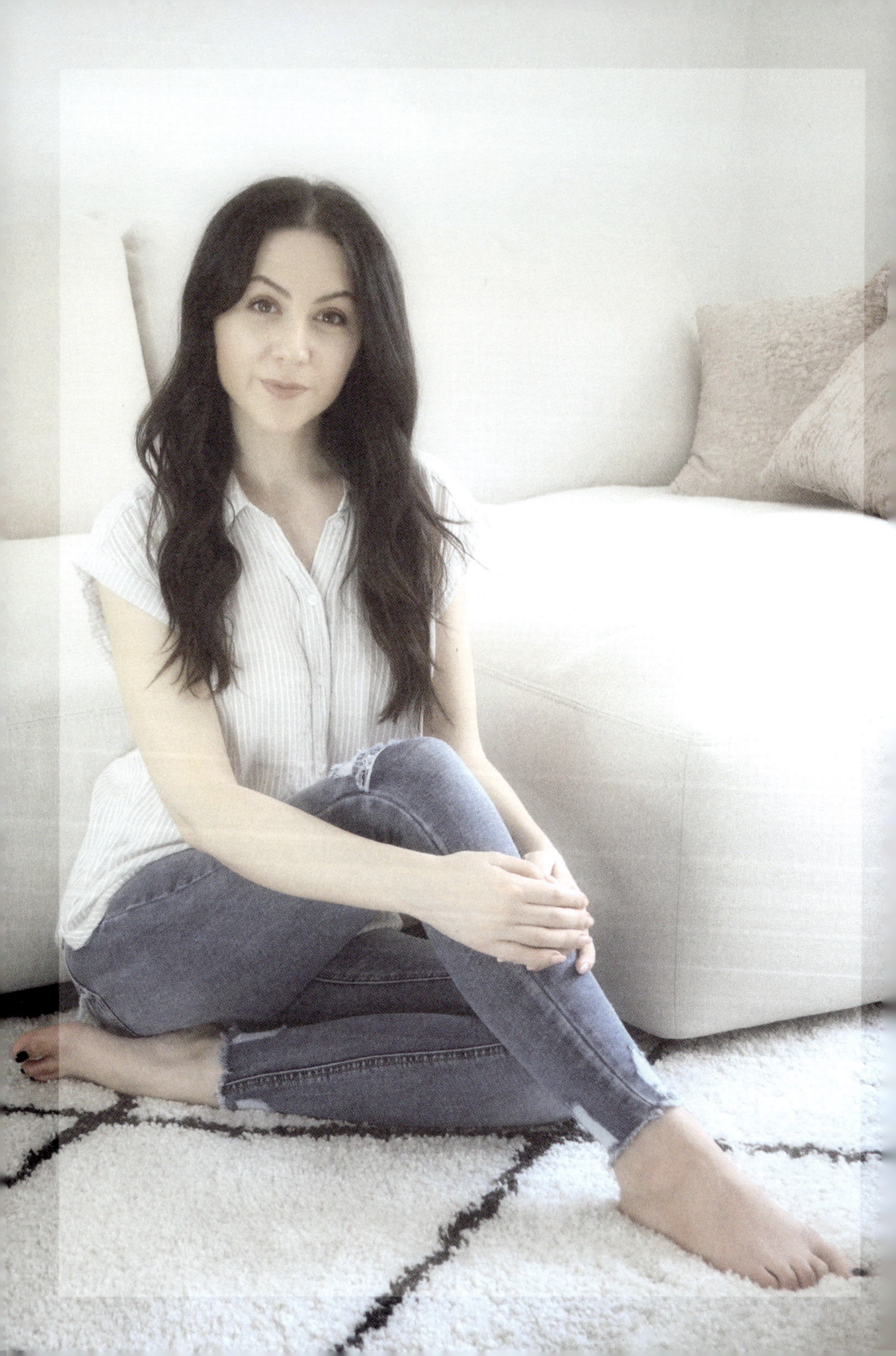

... Danke!

Ich freue mich sehr, dass du dir die Zeit genommen hast, dich mit natürlicher Verhütung zu beschäftigen und deine Zyklen in diesem kleinen Helfer zu notieren. Für mich war diese Methode damals ein absoluter Game-Changer. Nicht nur in Bezug auf meine Verhütung, sondern auch auf meine Körperkompetenz, und ich hoffe, es geht dir genauso.

Zyklus, Menstruation und Frauengesundheit
Wenn dir während deiner Zyklusaufzeichnungen Unregelmäßigkeiten auffallen, du vielleicht unter starken Menstruationsschmerzen leidest oder sich zyklisch wiederholende Symptome und Beschwerden zeigen, sind deine Zyklusblätter sehr hilfreich. Du kannst sie nämlich dazu nutzen, um mit deinem Arzt oder Heilpraktiker mögliche Ursachen zu finden.

Bleib up to date:
Viele Informationen zu allen frauengesundheitlichen Themen findest du auch auf meinem Blog Generation-Pille.com.

Instagram
@generationpille
@_isabelmorelli_

Dein NFP-Onlinekurs

So einfach kann es sein, natürliche Verhütung zu verstehen!

Noch nie war natürliche Verhütung so beliebt wie heute. Der Trend geht ganz klar weg von hormoneller Empfängnisverhütung. Immer mehr Frauen setzen die Antibabypille und andere hormonelle Verhütungsmittel ab. Über diese Entwicklung freue ich mich sehr, denn tatsächlich ist es uns Ladies sehr gut möglich, ganz ohne hormonelle Beeinflussung unseres Körpers supersicher zu verhüten. Gerade die Symptothermale Methode, um die es in diesem Kurs geht, gehört zu den sichersten Wegen, eine Schwangerschaft zu vermeiden oder gezielt zu planen.

Das Problem

Leider versuchen sich viele Frauen an dieser Methode ohne das nötige Basiswissen! Durch die vielen Apps, Tools und Verhütungscomputer auf dem Markt wird schnell der Eindruck vermittelt, man könnte einfach ohne Vorkenntnisse loslegen und dennoch die gleiche Sicherheit erzielen. Doch auch die besten Gerätschaften können uns Frauen die eigene Verantwortung nicht abnehmen, denn so gut eine App auch programmiert sein mag, sie funktioniert immer nur so gut wie die Anwenderin ihrer Bedienung mächtig ist. Auch dafür benötigt man das Basiswissen.

Die Lösung: Ein ausführlicher Onlinekurs!

Dieser Kurs eignet sich für alle Frauen, die das Gefühl haben, das Regelwerk noch nicht zu 100 % verstanden zu haben, sich beim richtigen Einordnen der Zervixschleimqualitäten unsicher sind oder sich vielleicht mit dem Messen der Basaltemperatur, dem richtigen Ausklammern und Berücksichtigen der Störfaktoren überfordert fühlen. Selbstverständlich sind auch all diejenigen herzlich willkommen, die sich mit der natürlichen Verhütung noch gar nicht beschäftigt haben und bei null starten!

Dieser Onlinekurs ist dazu ausgerichtet, dir das Regelwerk der Symptothermalen Methode so leicht und verständlich zu vermitteln, dass du dich damit in Zukunft sicher fühlst. Ich erkläre dir in verschiedenen Videos Schritt für Schritt die Grundlagen der Methode. Angefangen bei der weiblichen Anatomie, der Biologie und dem nötigen Zykluswissen über die einzelnen Kapitel zur richtigen Basaltemperaturmessung, Zervixschleimbestimmung und Muttermundbeobachtung bis hin zu allen einzelnen Regeln und Sonderregeln des Regelwerks. Der Kurs ist in verschiedene Module aufgeteilt, in denen sich jeweils mehrere Videos und dazugehörige Begleitmaterialien zum Download befinden. Außerdem wird das neu angeeignete Wissen in kleinen Tests abgefragt. Die Inhalte kannst du dir ansehen, wann du möchtest, sie sind unbegrenzt zugänglich. Alles, was du dafür benötigst, ist eine stabile Internetverbindung.

Mehr Informationen zum Kurs findest du auf nfp-online-lernen.de

Mit diesem QR-Code erhältst du 20 % Rabatt auf den Kurs

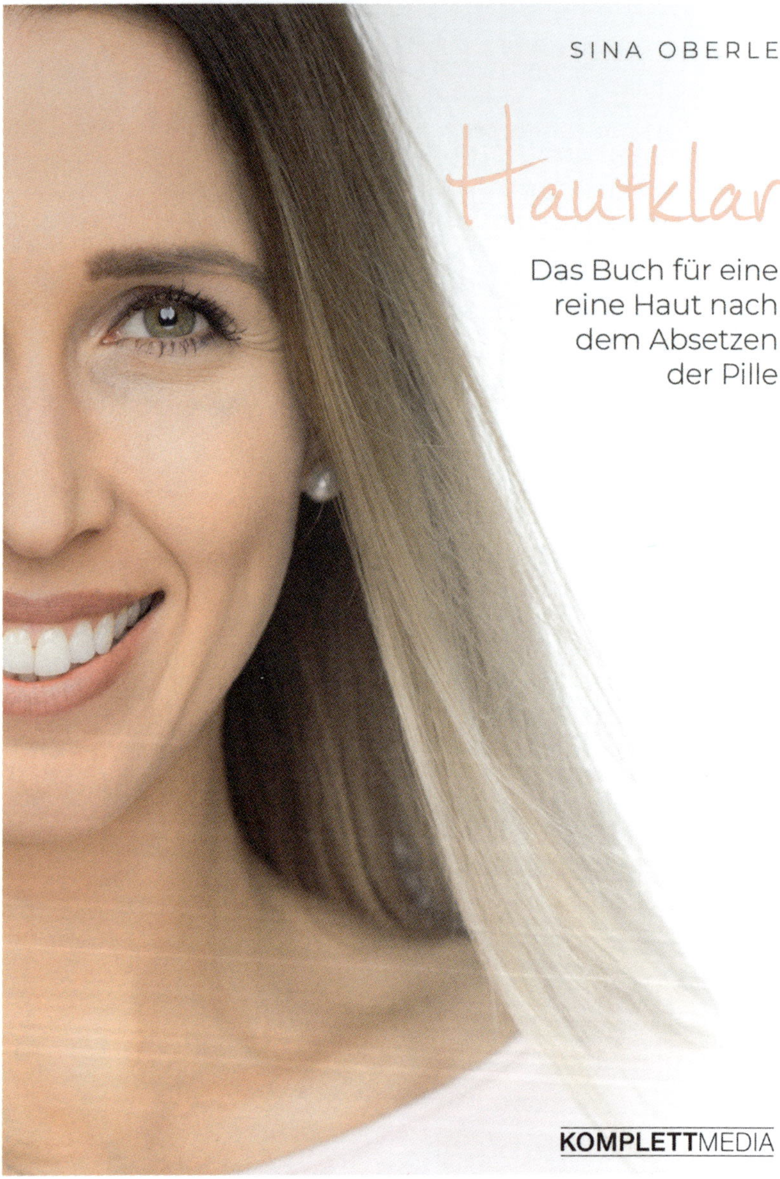

Sina Oberle
HAUTKLAR
Das Buch für eine reine Haut nach dem Absetzen der Pille
176 Seiten
ISBN: 978- 3-8312-0542-4
Preis: 15,00 € (D), 15,40 € (A)

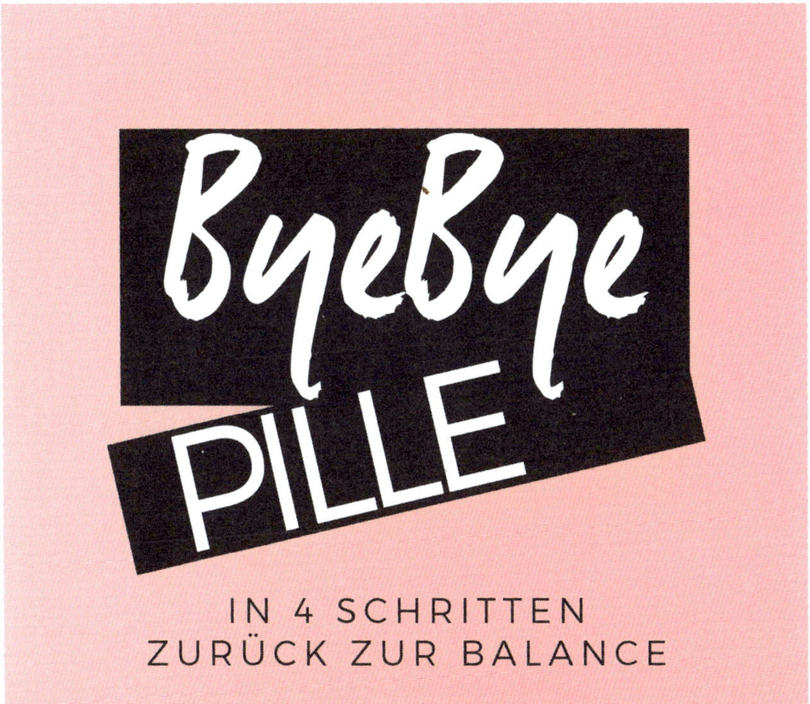

Isabel Morelli
Bye Bye Pille
In 4 Schritten zurück zur Balance
176 Seiten
ISBN: 978- 3-8312-0541-7
Preis: 15,00 € (D), 15,40 € (A)

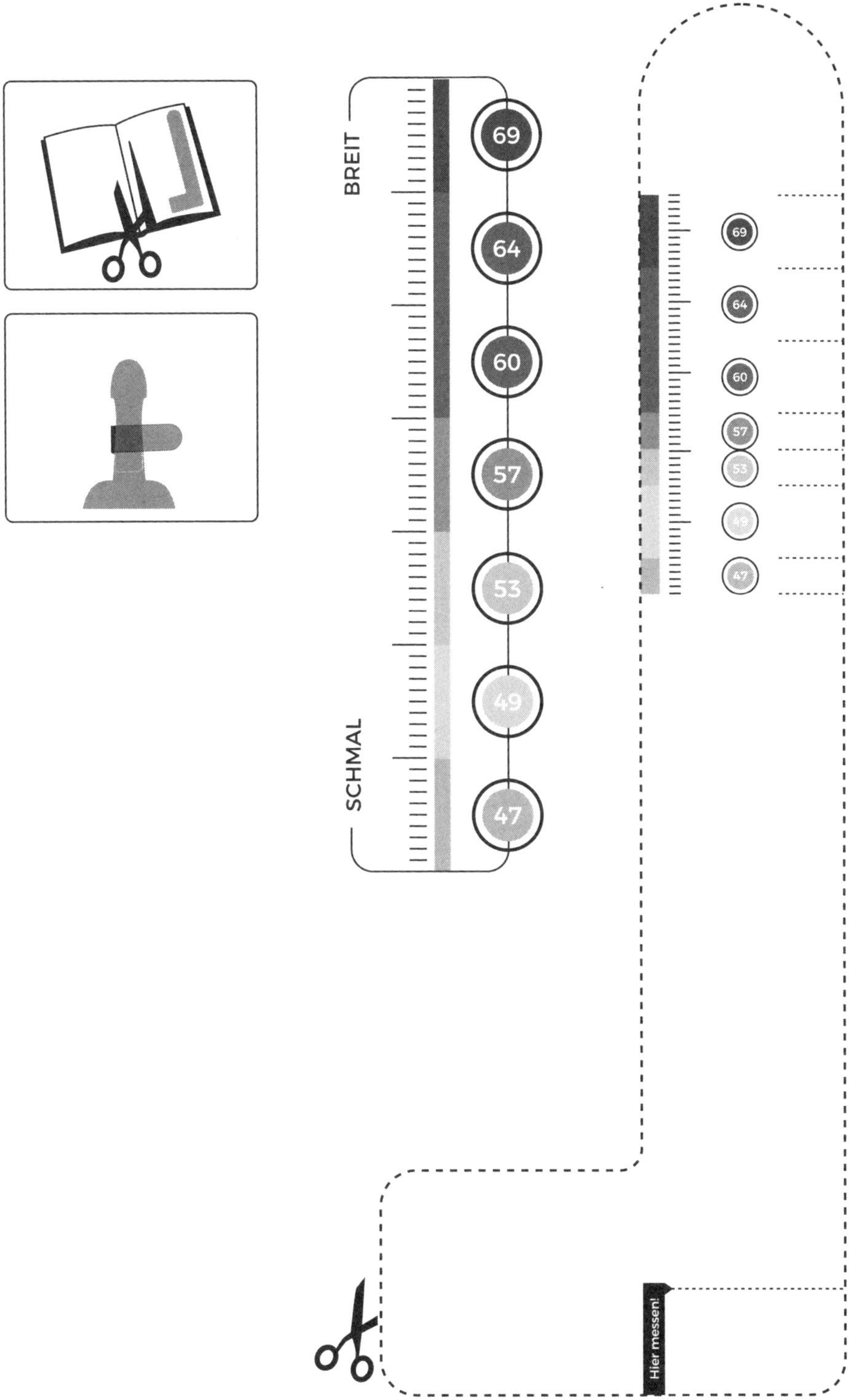
BREIT
SCHMAL
69
64
60
57
53
49
47
Hier messen!